AF296777

ÉTUDE OPHTHALMOSCOPIQUE

SUR LES

ALTÉRATIONS DU NERF OPTIQUE

ET SUR LES

MALADIES CÉRÉBRALES

DONT ELLES DÉPENDENT

ÉTUDE OPHTHALMOSCOPIQUE

SUR LES

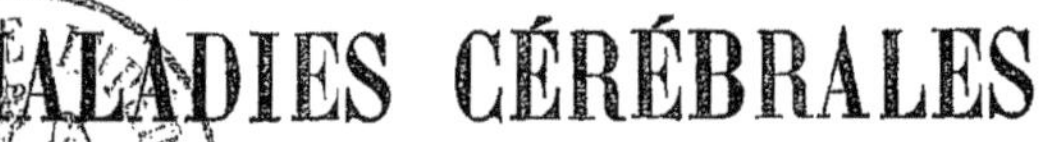

ALTÉRATIONS DU NERF OPTIQUE

ET SUR LES

MALADIES CÉRÉBRALES

DONT ELLES DÉPENDENT

PAR

X. GALEZOWSKI,

DOCTEUR EN MÉDECINE DE LA FACULTÉ DE PARIS,

MEMBRE CORRESPONDANT DES SOCIÉTÉS DE MÉDECINE

DE WILNA, PRAGUE, POITIERS, ETC.

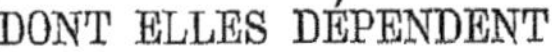

Ouvrage orné d'une planche en chromolithographie
et de 3 figures intercalées dans le texte.

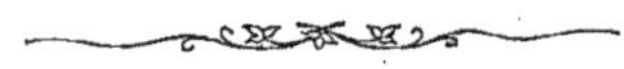

PARIS

LIBRAIRIE DE L. LECLERC

14, PLACE DE L'ÉCOLE-DE-MÉDECINE

1866

1865

AVANT-PROPOS

Le diagnostic des maladies du nerf optique et de la rétine a fait de grands progrès depuis l'invention de l'ophthalmoscope. Les questions douteuses et incertaines relatives aux amauroses sthéniques et asthéniques ont été résolues, grâce à la belle découverte de M. Helmholtz.

Aujourd'hui, on sait distinguer d'une manière positive les cas où la cécité est produite par une inflammation, de ceux où elle résulte d'une atrophie de l'appareil nerveux de la vision.

Mais il n'en est pas de même si l'on considère l'amaurose et l'altération du nerf optique au point de vue de son origine et de ses rapports cérébraux. Jusqu'à présent, cette question n'a été que très-imparfaitement étudiée, et les faits que la science a recueillis sont encore très-peu concluants; l'explication qu'on en donne est tellement incomplète, que souvent il n'est pas possible de concilier certains cas pathologiques avec les principes de la physiologie. On pourrait croire, par exemple, que le cervelet est un centre optique, si l'on s'en rapportait aux faits isolés recueillis par les auteurs, dans lesquels les tumeurs du cervelet amènent la cécité. Dans d'autres cas, on serait très-embarrassé de définir quels rapports existent entre les altérations des hémisphères cérébraux, de la protubérance annulaire et la cécité, et on va jusqu'à supposer que les circonvolutions cérébrales sont le point de l'encéphale où viennent aboutir les impressions lumineuses et où s'opère la perception de ces impressions.

Rechercher les causes probables de ces phénomènes, expliquer leur signification, tel est le but principal que nous nous sommes proposé. En groupant les symptômes des diverses altérations cérébrales qui accompagnent les amauroses, nous avons voulu rendre possible le diagnostic précis de ces affections. Il nous a semblé nécessaire aussi d'examiner les rapports anatomo-physiologiques qui existent entre le nerf optique et l'encéphale, et de décrire l'aspect ophthalmoscopique de la papille normale et pathologique, en faisant précéder notre étude de notions sur les différentes méthodes d'examen à l'aide de l'ophthalmoscope.

MM. Nélaton, Broca, Hérard, nous ont plus d'une fois secondé dans ce travail, par leurs conseils éclairés. M. Broca a, en outre, mis à notre disposition sa riche bibliothèque. Ils daigneront nous permettre de leur exprimer ici toute notre gratitude.

X. GALEZOWSKI.

Paris, novembre 1865.

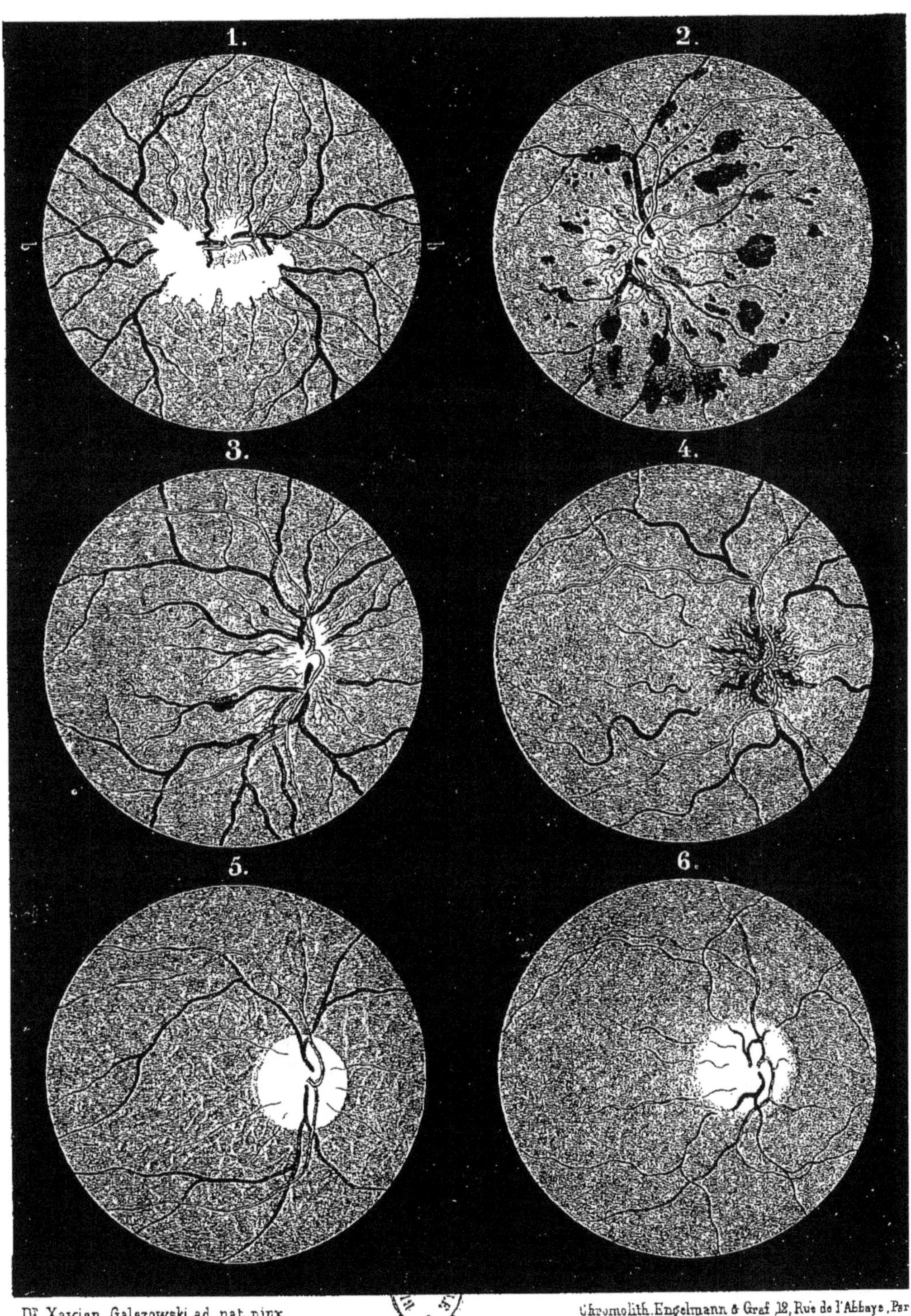

Dr. Xavier Galazowski ad nat. pinx.

Chromolith. Engelmann & Graf 12, Rue de l'Abbaye, Par

EXPLICATION DE LA PLANCHE COLORIÉE

FIGURE 1. Plaque fibreuse congénitale de la rétine. (On l'examinera dans la direction h, b.); les bords interne et inférieur de la papille en sont masqués. Sa teinte rosée est normale. Les stries rose pâle du fond de l'œil correspondent aux *vasa vorticosa* de la choroïde. (V. p. 23.)

FIGURE 2. Névro-rétinite avec apoplexies veineuses, observée dans une tumeur fibro-plastique de la partie orbitaire du nerf optique. (Voir page 175.)

FIGURE 3. Périnévrite optique dans une méningite tuberculeuse, accompagnée de deux taches apoplectiques et de traînées blanches exsudatives le long des vaisseaux. (Voir page 136.)

FIGURE 4. Névrite optique essentielle, observée dans des tumeurs du cerveau. Varicosité des veines centrales et surtout des vaisseaux capillaires cérébraux de la papille. (Voir p. 150.)

FIGURE 5. Atrophie progressive de la papille. (Voir p. 84.)

FIGURE 6. Atrophie de la papille consécutive à une névrite optique. C'est le même œil qui fait le sujet de la figure 4, représenté à la période extrême de la maladie. (Voir page 150.)

EXPLICATION DE LA FIGURE, PAGE 29 :

a. a. Fibres externes du nerf optique et de la rétine, provenant de l'hémisphère correspondant.— *b. b.* Fibres internes des mêmes nerfs, qui naissent dans les hémisphères opposés. — *c. c.* Chiasma avec entre-croisement des fibres optiques.— *d. e.* Bandelette optique. — *f.* Testes. — *g.* Nates.— *h.* Carotide interne.— *i.* Artère cérébrale moyenne. — *k.* Artère communicante postérieure. — *l.* Artère optique antérieure. — *m.* Vaisseaux optiques moyens.— 1. Noyau central du *testes.*— 2. Substance grise de *nates.*—3. Bandelette blanche qui sépare le *nates* en deux parties superposées. Au-dessous de la partie grise 4, on voit des stries blanches parallèles, qui sont la continuation du *processus cerebelli ad testes.*

PREMIÈRE PARTIE

Anatomie et physiologie du nerf optique

CHAPITRE PREMIER

EXPLORATION DE L'ŒIL A L'AIDE DES OPHTHALMOSCOPES A L'IMAGE DROITE ET RENVERSÉE.

Parmi les divers moyens d'exploration de la rétine et du nerf optique, le plus ingénieux et le plus rationnel est incontestablement celui qui nous permet de voir et d'apprécier *de visu* l'état dans lequel se trouve l'émergence du nerf optique dans l'œil.

L'examen des symptômes physiologiques accusés par le malade, de l'acuité de la vision, du champ visuel périphérique, etc., est aussi d'une grande utilité. Cet examen est même indispensable dans un diagnostic sérieux, et si on ne veut pas être induit en erreur par l'aspect souvent anormal du fond de l'œil. Mais, en général, l'exploration à l'ophthalmoscope de la papille et de l'ensemble du fond de l'œil suffit seule pour diagnostiquer tout état morbide qui se déclarerait de ce côté-là, et occasionnerait une amblyopie ou une amaurose.

Les rapports intimes qui existent entre le cerveau et la rétine devaient préparer un rôle beaucoup plus important à l'ophthalmoscope. On comprend maintenant combien cet instrument peut rendre de services pour le diagnostic des maladies cérébrales. Cet important problème est aujourd'hui en grande partie résolu, et nous nous proposons d'étudier l'ophthalmoscopie à ce point de vue, en indiquant les rapports anatomiques, physiologiques et pathologiques qui relient entre eux la papille du nerf optique et le cerveau.

Notre but, dans ce chapitre, n'est pas d'étudier spécialement l'ophthalmoscopie, ni de passer en revue tous les procédés d'examen à l'aide de l'instrument désigné sous le nom d'*ophthalmoscope;* nous nous proposons seulement d'indiquer quelques règles générales indispensables pour sa bonne application. Et, comme il est nécessaire d'examiner la rétine et la papille à différents grossissements, nous exposerons *le procédé d'examen à l'image renversée,* soit avec le réflecteur mobile simple, soit avec notre ophthalmoscope à tube, *et le procédé à l'image droite.*

§ I.—Examen à l'image renversée.

C'est à l'aide de l'examen à l'image renversée que se font ordinairement toutes les investigations de la rétine ; il donne des résultats presque toujours satisfaisants. Il consiste dans l'emploi d'une lentille biconvexe, objective, tenue devant l'œil observé, et d'un miroir concave, placé devant l'œil de l'observateur.

La *lentille convexe* doit avoir un foyer de 2 1/4 pouces; elle est saisie entre le pouce et l'index de la main gauche et approchée de l'œil observé *à la distance du foyer* (2 1/4 pouces), en appuyant le petit doigt sur son bord orbital, et en élevant en même temps la paupière supérieure avec le quatrième doigt. Le verre est ainsi maintenu perpendiculairement à l'axe de l'œil examiné, à la distance ci-dessus indiquée, ou à peu près, en laissant pourtant une liberté absolue aux mouvements de cette main ainsi qu'à la lentille, qui devra être tantôt rapprochée, tantôt éloignée de l'œil, souvent inclinée du côté du nez, quelquefois abaissée, etc.

Le *réflecteur* le plus simple est le miroir concave en verre étamé, ou un miroir métallique en argent ou en acier, avec un petit trou de 4 millimètres de diamètre au centre. L'expérience nous a démontré que le meilleur est celui dont le foyer est de 15 centimètres. Derrière ce miroir est une petite fourche mobile, destinée à porter une lentille biconvexe, pour un observateur hypermétrope, ou bien un verre cancave 5 ou 8, pour l'examen à l'image droite.

Au lieu d'un réflecteur simple, on peut employer avec avantage l'ophthalmoscope binoculaire de M. Giraud-Teulon, qui permet de se servir, dans ces investigations, des deux yeux à la fois.

On prend de la main droite le manche de l'ophthalmoscope, et on l'approche de son œil droit, en appliquant le miroir exactement au bord orbital; puis on le dirige un peu obliquement vers la lampe, placée à côté du malade, sa flamme étant disposée au même niveau que l'œil examiné. Une fois la lumière de la lampe sur le miroir, elle se réfléchira sur le visage du malade, et, à l'aide de quelques tâtonnements, on parviendra à la projeter sur la lentille que l'on tient devant l'œil examiné, et de là sur la papille. A ce moment-là, l'œil de l'observateur verra à travers le trou du miroir l'image du fond rouge de l'œil. S'il ne l'a distingue pas, il devra s'assurer si le disque lumineux passant par la lentille tombe sur la cornée; si ce disque se trouve sur la paupière, la sclérotique ou ailleurs, on déplace légèrement la lentille du côté du nez ou dans un autre sens, mais en la maintenant toujours à la distance de son foyer, qui est selon nous presque invariable pour tous les yeux myopes ou hypermétropes.

Position du malade. — Dans cet examen, deux positions peuvent être données au malade : ou bien on le fait asseoir en face et un peu au-dessous de soi; — ou bien, comme le conseille M. Desmarres père, on le fait placer dans un fauteuil, et, dans ce cas, on peut se servir d'une simple bougie, que le malade tient de la main droite sur son épaule gauche. L'observateur se place debout devant lui et un peu à sa droite.

Pour que l'examen soit plus facile, il faut absolument que le malade ait la tête dirigée directement en face, et que l'œil examiné soit tourné en dedans et un peu en haut. C'est dans cette direction qu'on trouvera plus facilement la papille du nerf optique.

État de la papille. — Dans l'examen à l'image renversée, le plus souvent il n'est pas nécessaire de dilater la pupille; d'habitude, elle est suffisamment large pour qu'on puisse faire le diagnostic. Mais, lorsque le sujet est âgé, et que sa pupille est très-resserrée, quand il y a un myosis ou une tache centrale de la cornée ou du cristallin, l'examen complet ne pourra être fait qu'en dilatant préalablement la pupille à l'aide d'une solution de sulfate neutre d'atropine (1 centigramme pour 10 grammes d'eau).

Chambre noire. — Une des conditions les plus essentielles de l'examen fait à l'aide de l'ophthalmoscope à main est de se placer dans une chambre obscure. Si l'on ne prend pas cette précaution, l'image paraîtra très-faible, et il y aura tant de reflets divers sur la cornée et la lentille objective, qu'on aura toutes les peines du monde à faire le diagnostic.

§ 11.— Examen à l'image renversée à l'aide de l'ophthalmoscope de l'auteur.

Dans le but de faciliter l'examen ophthalmoscopique dans les services des hôpitaux et de rendre possible son application au lit des malades, nous avons fait construire un instrument dans lequel

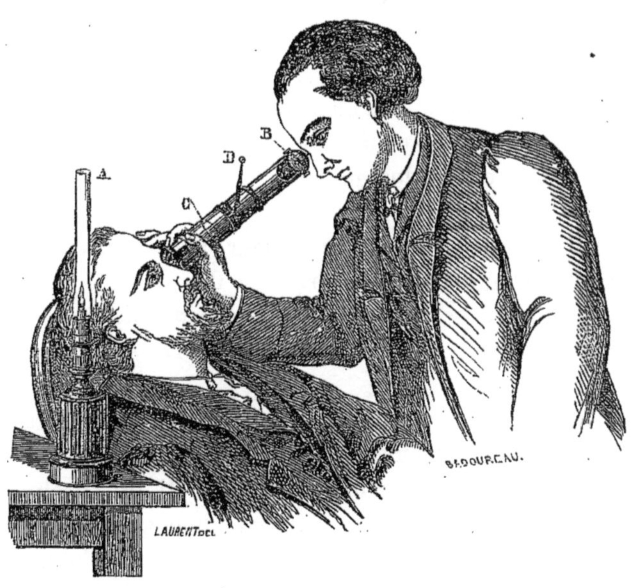

la distance entre l'œil examiné et la lentille est fixe, et auquel nous avons fait adapter une chambre noire. Ces modifications ont rendu

possible l'examen des yeux en plein jour et sans qu'il soit nécessaire de transporter les malades dans une chambre obscure,
comme cela se faisait habituellement. Cet ophthalmoscope nous
rend tous les jours de grands services; il nous permet de faire
facilement dans les hôpitaux des démonstrations que l'obligeance
de nos maîtres, MM. Grisolle, Trousseau, Gosselin, Laugier, Mai-
sonneuve, a bien voulu autoriser. Ils daigneront nous permettre
de saisir cette occasion pour leur témoigner toute notre gratitude.

Notre ophthalmoscope est composé de tubes rentrants comme
ceux d'une lunette d'approche, dont une extrémité est garnie
d'un bourrelet élastique; il renferme une lentille biconvexe C,
placée dans l'intérieur du tube à une distance définie d'avance.
L'autre extrémité du tube porte une échancrure ovale, au bout
de laquelle se trouve un miroir concave et mobile B, lequel, au
moyen d'un mouvement double, peut être tourné du côté de la
lampe A, concentrer la lumière et la projeter ensuite dans l'intérieur sur la lentille qui s'y trouve fixée. Un verre convexe n° 12
est placé derrière le miroir pour rendre l'image plus distincte. Un
observateur presbyte pourra ainsi voir à l'aide de ce verre beaucoup plus nettement; pour un myope, l'image de la rétine appa-
raîtra non moins claire, lorsqu'on réduira un peu la longueur du
tube.

D'après l'avis de M. le professeur Broca, nous avons fait
ajouter à l'instrument une tige articulée D, terminée par une boule
luisante; on la dirige vers le point que le malade doit fixer. Pour
se servir de notre instrument, on doit suivre les indications suivantes :

a. Dilatation de la pupille. — Pour les yeux dont les pupilles
sont très-rétrécies, l'examen du fond de l'œil ne peut se faire que
lorsqu'on a préalablement dilaté la pupille. Il est absolument nécessaire que les personnes qui n'ont pas une grande habitude de
l'examen ophthalmoscopique commencent par la dilater.

b. Position du malade. — Deux positions peuvent être données
au malade : il doit être *assis* ou *couché*.

Pour examiner l'œil du malade assis, il faut que sa tête soit appuyée et en même temps, autant que possible, renversée en arrière, ce qu'il est facile d'obtenir en le faisant asseoir sur une chaise longue ou un fauteuil (voir la figure). La lampe est disposée de façon à ce que la flamme se trouve au niveau de l'œil et aussi rapprochée que possible de l'instrument.

L'application de l'ophthalmoscope, quand le malade est couché, est plus facile encore. Le malade doit être étendu sur son lit, la tête ne reposant que sur un oreiller. Il se rapprochera du bord droit du lit lorsqu'on examinera l'œil gauche, et *vice versa*.

Une fois ces dispositions prises, on prend de la main droite l'extrémité objective du tube pour examiner l'œil gauche, et de la main gauche pour l'appliquer sur l'œil droit, puis on approche cette extrémité de l'œil en appuyant légèrement la partie bourreletée sur l'orbite. Le bord échancré du tube est placé du côté du nez. A ce moment, on présente le réflecteur vers la lampe d'abord un peu à droite; et, en tournant le petit bouton, on s'assure si la lumière tombe sur l'œil. Si elle n'y arrive pas, on tourne le tube de droite à gauche du côté de la lampe, et on essaye de diriger le reflet lumineux sur la cornée, résultat dont on s'assure en regardant dans l'échancrure carrée qui se trouve près de l'extrémité objective du tube.

En maintenant alors l'ophthalmoscope d'une manière fixe et sur la même place, l'observateur verra parfaitement bien la rétine et la choroïde à travers le trou central du miroir.

Au début des recherches ophthalmoscopiques, il est utile que, pendant que l'examinateur regarde à travers le trou du miroir dans l'œil, un aide veille à ce que le foyer lumineux reste sur la cornée et la pupille.

c. Direction de l'œil examiné. — Pour que l'observateur puisse trouver la papille du nerf optique, le malade doit regarder toujours en dedans, c'est-à-dire du côté de son nez, à peu près à la distance de 8 à 10 centimètres de l'extrémité antérieure du tube; résultat que l'on obtient très-facilement en plaçant à cette distance la boule dont il a été parlé plus haut. Si l'on ne tombe pas du premier coup sur la papille, on imprime à la tige des mouvements divers en l'approchant ou l'éloignant de l'instrument, et on recommande au malade de suivre du regard et de fixer la boule. Après quelques tâtonnements, on arrivera à voir la papille.

Le grossissement de l'image rétinienne obtenue à l'aide des ophthalmoscopes à l'image renversée est toujours en raison directe de la distance focale de la lentille objective; ainsi, plus la distance focale d'une lentille sera grande et le numéro du verre fort, plus grande sera l'image du fond de l'œil, et *vice versa*. Dans notre ophthalmoscope, l'image de la papille du nerf optique est ordinairement sept ou huit fois amplifiée.

Cet examen offre quelques difficultés, qui dépendent, les unes du manque d'exercice, et les autres des reflets secondaires de la lumière sur la cornée et la lentille, de sorte qu'il est souvent très-difficile de distinguer nettement l'image rétinienne. Les premières sont vaincues par l'exercice et l'habitude; quant aux secondes, on peut les surmonter en reportant ce reflet sur le côté du champ visuel; ce qu'on obtient en imprimant des petits mouvements latéraux au miroir, au moment même où l'on examine la papille du nerf optique.

§ III. — Examen à l'image droite.

L'examen à l'image droite se fait au moyen d'un simple réflecteur, muni d'un verre concave n° 5 ou 8, ajusté derrière le trou central, ou bien à l'aide de l'ophthalmoscope de Coccius ou de celui de Zehender. La connaissance de ce mode d'examen est indispensable, car il donne un grossissement de l'image rétinienne beaucoup plus considérable (15 à 20 fois) ; il permet, par conséquent, d'étudier avec plus d'exactitude, même les plus légers désordres de la rétine et du nerf optique, désordres qui pourraient rester inaperçus si l'on se bornait à l'examen à l'image renversée.

Cette exploration se fait en rapprochant le miroir à 3 ou 4 centimètres de l'œil examiné; et, dans ce cas, il est le plus souvent indispensable de dilater la pupille pour pouvoir embrasser d'un seul coup un champ visuel aussi large que possible.

Le meilleur ophthalmoscope pour l'examen à l'image droite est, selon nous, celui de Zehender. Il est composé d'un miroir convexe associé à une lentille convexe n° 2, qui se place entre la lumière et le miroir et concentre sur ce dernier une grande quantité des rayons lumineux. Derrière le trou central du miroir est fixé un verre concave n° 10.

On se sert de cet instrument de la manière suivante : La lampe étant approchée tout près de l'œil à explorer, on tourne le miroir obliquement du côté de la lumière et à la distance un peu moindre que celle du foyer de la lentille ; on place cette dernière entre la lampe et le miroir. De cette manière, la lumière de la lampe est concentrée au moyen de la lentille et projetée ensuite sur l'œil. Pour que l'éclairage de la rétine se fasse bien exactement, il faut que la lumière réfléchie forme un disque rond, régulier, bien clair, avec une petite ombre au centre. Alors seulement, en l'approchant de l'œil, dont la pupille a été préalablement dilatée, à la distance de 5 ou 6 centimètres et en regardant fixement et dans l'intérieur de la pupille, on apercevra les vaisseaux de la rétine et le fond de l'œil, considérablement amplifiés. On pourra voir non-seulement la surface de cette membrane, mais toute son épaisseur, et découvrir les moindres désordres qui pourraient y exister.

Ici, on ne voit plus l'image aérienne de la rétine, qui est ordinairement renversée, mais la rétine explorée directement et dans sa disposition naturelle, c'est-à-dire droite.

Chez les personnes hypermétropes, on peut voir le fond de l'œil très-distinctement par le seul éclairage du réflecteur, que l'on a soin de rapprocher autant que possible de l'œil observé. Dans ce cas aussi l'image est droite.

§ IV.—Instructions pratiques pour l'exploration de la papille.

Pour trouver plus facilement la papille du nerf optique, on devra suivre les règles suivantes :

1° Il faut se convaincre que la cornée et le cristallin sont transparents, ce dont on s'assurera à l'aide de l'éclairage oblique et de l'éclairage direct avec le réflecteur ;

2° On doit examiner d'avance l'état de la pupille, voir si elle est suffisamment large, sans quoi la dilatation artificielle sera indiquée ;

3° L'observateur doit connaître la distance focale de la lentille et du miroir, afin qu'il lui soit possible de déterminer à quel point l'un et l'autre doivent être placés ;

4° Le malade relèvera suffisamment la tête, et regardera en face ;

5° Pendant l'examen, il est essentiel que le malade dirige l'œil examiné en dedans et un peu en haut, et qu'il le laisse immobile ;

6° Dès qu'on aperçoit le fond rouge de l'œil, on arrête tout mouvement de l'instrument et on s'assure si l'on distingue des vaisseaux. Dans le cas contraire, on éloigne la lentille, jusqu'à ce que ces vaisseaux deviennent visibles ;

7° Avec un peu d'attention, on distingue une bifurcation d'un vaisseau formant un angle aigu ; cet angle est toujours dirigé du côté de la papille ;

8° Une fois qu'on connaît de quel côté se trouve la papille, on se déplace avec le miroir très-légèrement du côté où on la suppose, en maintenant toujours la lumière sur l'œil ; ou bien on déplace légèrement la lentille vers le côté opposé. De cette manière, on trouve à coup sûr le nerf optique ;

9° Dans l'examen à l'image droite, c'est dans le sens opposé que l'on doit se déplacer avec le miroir pour arriver d'un angle des vaisseaux à la papille ;

10° Lorsqu'on veut examiner la *macula*, on doit commencer par trouver la papille. On se porte ensuite un peu en haut et en dedans avec le miroir, et la partie qui se trouve éloignée d'un diamètre de la papille correspondra à la macula ;

11° Dans l'examen de la macula, on est presque toujours gêné par le reflet central de la cornée. Pour l'éviter plus facilement, on peut se servir, au lieu d'une lentille convexe sphérique, d'un verre prismatique à 20°, dont chacune des surfaces présente une convexité de 2 1/4 pouces. Ces lentilles prismatiques nous ont été très-utiles.

CHAPITRE II

§ 1.—Aspect de la papille physiologique à l'ophthalmoscope.

L'entrée du nerf optique est caractérisée par une tache ronde, blanche, se dessinant sur le fond rouge de l'œil, et connue sous le nom de *papille* du nerf optique. Cette partie doit être étudiée au point de vue de sa forme, de sa couleur et de sa grandeur.

Forme. — A l'ophthalmoscope, elle se présente sous forme d'un disque rond, blanchâtre, du centre duquel on voit sortir les vaisseaux propres du nerf optique et de la rétine et que l'on appelle vaisseaux centraux de la rétine. Ce disque blanc a ordinairement des contours bien tranchés et son diamètre transverse horizontal est plus petit que le vertical; d'où il suit que la papille, au lieu d'être ronde, comme cela résulterait des recherches faites par M. Jaeger sur les cadavres, est le plus souvent ovale, son plus grand diamètre étant dirigé verticalement. Quelquefois cependant elle apparaît ronde, surtout si on l'examine à l'image droite et quand on a affaire à un œil hypermétrope. Il arrive aussi de rencontrer des papilles ovales avec le diamètre horizontal relativement plus grand que le vertical. Dans ces cas, le changement de forme n'est pas normal, et il est dû, au contraire, à un défaut de réfraction, connu sous le nom d'*astigmatisme*.

Grandeurs réelle et apparente de la papille. — M. Jaeger a constaté sur les cadavres que, selon les individus, la papille est plus ou moins grande. Dans les yeux d'un grand volume, le diamètre transversal était en moyenne de 0,75 lignes et le vertical de 0,70 lignes; au contraire, dans les très-petits yeux, ces diamètres n'étaient que 0,55 et 0,49 lignes. C'est la grandeur réelle de la papille, tandis que la grandeur apparente variera suivant les dimensions de l'image obtenue à l'aide de tel ou tel ophthalmoscope, ainsi que suivant le degré de réfraction de l'œil examiné. L'observation nous montre, en effet, que la papille se présente plus petite chez les myopes; elle est, au contraire, très-grande chez les hypermétropes. C'est pourquoi il est souvent facile de diagnostiquer la myopie ou l'hypermétropie d'un œil d'après ce seul fait que la papille apparaît plus ou moins grande, l'observateur se servant toujours du même verre.

On sait par les calculs mathématiques que l'image droite de la rétine est vingt à vingt-trois fois amplifiée, tandis que l'image renversée n'est que de sept à dix fois plus grande que la rétine elle-même. L'amplification de l'image dépend de la puissance de réfraction de la lentille convexe. L'image que donne la rétine en dehors de l'œil est ordinairement si grande, et en même temps si éloignée, que, pour l'apercevoir, on doit la diminuer et la rapprocher. A cet effet, on se sert d'un verre biconvexe, et plus il est fort, plus l'image sera rapprochée et diminuée. Ainsi, en se servant de la lentille biconvexe n° 2 1/4, celle qui donne une grande et belle image, la papille apparaît sous la forme d'un disque d'un demi-pouce de diamètre. L'image droite sera d'un pouce.

Contours de la papille. — Ordinairement, les bords de la papille se détachent très-nettement du fond de l'œil; ses contours sont simples et bien définis, principalement dans l'examen à l'image renversée. A l'image droite, le grossissement étant plus grand, on aperçoit un nombre considérable de vaisseaux capillaires; de sorte que ses contours paraissent se confondre un peu avec le fond de la choroïde, au moins dans quelques cas particuliers, où ce disque est plus rouge.

Dans quelques cas rares, les contours sont doubles, bien distincts, et par conséquent la papille semble entourée d'un anneau blanc, sans qu'on remarque la moindre anomalie dans sa coloration et dans sa vascularisation. C'est simplement une anomalie dans la structure qui ne doit pas être confondue avec l'excavation de la papille, cas où l'on observe aussi les doubles contours.

Plusieurs hypothèses ont été faites pour expliquer ce phénomène; mais elles ne nous paraissent pas satisfaisantes. Selon nous, il reconnaît deux causes différentes : 1° tantôt le trou choroïdien, à travers lequel doit passer le nerf optique, est relativement trop grand et ne peut être complétement rempli par ce dernier ; alors un anneau de la sclérotique devra être vu autour du nerf optique. C'est l'explication donnée par M. Desmarres père ; 2° tantôt les fibres du névrilème interne du nerf optique ne s'arrêtent pas à son entrée dans le globe, mais se prolongent jusqu'à la papille. Il y aura alors autour de cette dernière un cercle blanc n'ayant évidemment aucune influence sur la vision. Ce fait, nous l'avons observé et décrit nombre de fois, et c'est aussi cette dernière explication que nous avons cru devoir adopter.

Dans les deux cas, la différence sera appréciable, et, tandis que dans la première forme le second contour ou externe sera bien tranché, comme cela a lieu dans les staphylômes postérieurs, dans la seconde il se confondra avec le reste du fond de l'œil.

Il n'est pas rare de rencontrer un demi-cercle ou une tache noire sur le bord externe ou interne de la papille. Cela tient au dépôt de pigment qui s'est fait entre la rétine et la choroïde. On ne peut déduire de la présence de ce demi-cercle aucune signification pathologique, et il n'a pas d'influence particulière sur la vision.

Coloration de la papille. — La papille du nerf optique présente une coloration bien distincte du reste du fond de l'œil ; elle est blanche avec une teinte visiblement rosée. Cette teinte rosée est beaucoup plus prononcée à la périphérie qu'au centre. Elle varie chez les différents sujets et selon l'âge ; elle dépend essentiellement des nombreux vaisseaux capillaires qui sillonnent le nerf optique.

Jaeger pense que la papille, de même que tout le fond de l'œil, a une teinte visiblement jaunâtre [1]. Quant à nous, il nous a été impossible de rencontrer cette teinte, et nous ne savons sur quoi l'auteur allemand peut appuyer son assertion. Au reste, les planches ophthalmoscopiques de M. Jaeger nous prouvent qu'il voit le fond de l'œil coloré de cette teinte jaunâtre ; nous en sommes à nous demander si cela ne dépend pas d'une organisation particulière de

1. *Ergebnisse*, p. 9.

sa rétine. C'est d'autant plus probable que, pour beaucoup de personnes, le fond de l'œil apparaît sous cette teinte rouge jaune dont parle Jaeger.

Chez certains sujets profondément anémiques, les vaisseaux rétiniens sont presque exsangues, de sorte qu'on les aperçoit à peine; dans ce cas, la papille sera d'une couleur tout à fait blanc pâle. Quelquefois cette pâleur atteint de telles proportions qu'elle peut simuler une atrophie de la papille, sans que pour cela la vue soit troublée. Il est à propos, croyons-nous, de signaler ici un fait qui nous a particulièrement frappé il y a quelques années. Feu le docteur Aran nous appela un jour à l'hôpital Saint-Antoine pour examiner une fille de dix-sept ans devenue anémique au plus haut degré par suite de l'hématémèse. Les vomissements sanguins la tourmentaient depuis plusieurs mois et elle était d'une pâleur effrayante. Elle ne pouvait plus marcher, tant elle était affaiblie. La vue, qui jusque-là avait toujours été très-bonne, commençait aussi à baisser, principalement quand elle travaillait. Au commencement du travail, elle voyait très-nettement; mais, quelques minutes après, la vue se fatiguait et elle ne distinguait plus rien. Nous avions diagnostiqué une fatigue de l'accommodation. L'examen ophthalmoscopique nous avait tout d'abord frappé; la papille était d'un blanc nacré, et les vaisseaux à peine visibles; il fallait comprimer un peu l'œil pour se convaincre que la circulation se faisait dans la rétine. Ses vaisseaux capillaires périphériques n'étaient point visbles à l'image renversée. C'était donc une vraie anémie de la papille, sans la moindre trace d'atrophie, car on ne remarquait aucun changement dans le champ visuel et dans l'acuité de la vision.

Nous avons dit plus haut que la teinte rosée n'est pas égale sur toute la surface de la papille, et que le centre est toujours plus pâle. On remarque, en effet, que toutes les papilles normales présentent une tache ronde, d'un blanc nacré et luisant. Cette tache est ordinairement située au point d'émergence des vaisseaux centraux du nef optique; souvent elle n'est pas plus grande qu'une grosse tête d'épingle; dans d'autres cas, au contraire, elle occupe le tiers ou le quart de la papille. Cette tache blanche est formée par une légère excavation ou dépression qui se rencontre, d'après

Müller, sur toutes les papilles; les vaisseaux centraux doivent, dans les cas d'une dépression plus ou moins grande, décrire des courbes en suivant la concavité.

Les autres parties de la papille ne sont pas non plus colorées d'une manière uniforme : on remarque ordinairement plus de rougeur du côté interne et moins du côté externe (image droite), ce qui tient évidemment à la disposition des vaissaux que nous allons bientôt étudier avec toute l'attention nécessaire.

La dépression physiologique de la partie centrale de la papille n'a pas toujours la même apparence ni la même dimension; elle peut être plus ou moins étendue et occuper le centre même de la papille, ou bien elle peut se trouver rejetée tout à fait sur le côté externe du disque optique.

A l'ophthalmoscope, on reconnaît cette excavation par la présence d'une plaque ronde, blanche et luisante au centre de la papille et au niveau de sortie des vaisseaux centraux. Cette plaque blanche est ordinairement très-luisante, à contours vagues et se confondant avec le reste de la papille; elle reflète beaucoup de lumière et ne contient point de vaisseaux; ce n'est que sur ses bords qu'on voit naître l'artère et la veine centrale. Quelquefois, l'excavation physiologique occupe une grande partie de la moitié externe de la papille; elle présente alors des bords bien tranchés, et son centre est couvert de points et de petits demi-cercles noirs, à peine visibles; les vaisseaux tracent des courbes et des zigzags au pourtour de la concavité, de telle sorte qu'il est très-difficile de reconnaître au premier abord la différence qui existe entre une excavation physiologique et une excavation pathologique.

Transparence du nerf optique. — Le nerf optique est composé de plusieurs éléments, qui sont tous complétement transparents. D'où il résulte qu'en regardant dans le fond de l'œil avec l'ophthalmoscope, non-seulement nous pouvons distinguer les détails de la surface de la papille, mais encore voir à une certaine profondeur dans l'épaisseur du nerf optique lui-même. Ce qui prouve sa transparence, c'est qu'on voit quelquefois deux branches de la veine centrale suivre le trajet du nerf optique, s'enfoncer dans sa substance et se réunir en un tronc principal au niveau de la lame criblée. De même aussi les deux branches principales de la veine centrale naissent dans l'intérieur du nerf optique à quelques millimètres au delà du trou sclérotical, et nous apercevons le plus souvent cette bifurcation comme si elle se faisait à la surface de la papille. Quelquefois, on a pu constater la présence de tumeurs siégeant dans le nerf optique ; la lame criblée apparaît aussi à travers une couche plus ou moins épaisse du nerf. Il serait impossible d'arriver à de pareils résultats si le nerf optique était privé de transparence, s'il était opaque.

Pourtant nous devons dire qu'il y a des sujets chez lesquels le nerf optique et la rétine sont moins transparents dans l'état physiologique. Ce défaut de transparence s'observe chez les sujets bruns et principalement chez les enfants qui ont les cheveux noirs ; l'aspect de leur rétine et du nerf optique a été souvent confondu avec un état pathologique dépendant des affections cérébrales, par exemple d'une méningite.

§ II. — Vaisseaux de la rétine visibles à l'ophthalmoscope.

Nous savons qu'en examinant le fond de l'œil à l'ophthalmoscope, on aperçoit les vaisseaux centraux du nerf optique, qui viennent de la papille et rayonnent sur toute la rétine. Ces vaisseaux sont l'*artère* et la *veine centrale* du nerf optique avec ses branches collatérales.

L'*artère centrale de la rétine* est une branche de l'artère ophthalmique, qui est à son tour une branche de la carotide interne. Quelquefois, elle provient d'une des artères ciliaires ou musculaires de l'œil.

Cette branche est très-grêle ; elle s'enfonce dans l'épaisseur du nerf optique vers sa moité inférieure, marche au centre de ce nerf au voisinage de la veine centrale dans une gaîne spéciale ; traverse ensuite le trou de la sclérotique, et, au moment d'arriver à la surface de la papille, elle se divise en deux branches, une supérieure et l'autre inférieure. Ainsi, à l'ophthalmoscope, nous voyons une petite partie du rameau principal (fig. 1re), longue de 1 à 2 millimètres, qui se divise bientôt en deux branches collatérales.

La *veine centrale* est d'abord accompagnée de l'artère dans sa marche à travers le nerf optique, puis elle s'en éloigne un peu, s'en sépare pour passer la lame criblée et apparaît sur la papille par deux branches bien distinctes, une supérieure et l'autre inférieure et dont la réunion ne se voit pas ordinairement.

Ainsi, pour nous résumer, l'artère apparaît en un tronc unique qui se subdivise en deux rameaux à la surface de la papille ; la veine a deux points d'émergence distincts et suit le trajet et la disposition de l'artère. Cette différence dépend, comme Donders l'a démontré, de ce fait : que l'une arrive non divisée jusqu'à la surface de la papille, tandis que l'autre opère sa subdivision dans l'intérieur du nerf optique à 0,005 millimètres au delà de la sclérotique, et échappe par conséquent à l'œil de l'observateur.

Différence entre les artères et les veines. — Les vaisseaux de la rétine ne peuvent pas être confondus avec ceux de la choroïde : les premiers sont caractérisés par leurs doubles contours et se détachent complétement du fond de l'œil, tandis que les seconds ne sont que de petites bandelettes ou traînées rouges qui s'entre-croisent en divers sens sans jamais offrir la ramification régulière propre aux vaisseaux rétiniens.

Il n'est pas non plus difficile de distinguer les artères des veines de la rétine ; on les reconnaît d'après leur volume, leur forme, leur couleur et leur position. Ainsi, les artères sont ordinairement moins volumineuses que les veines, et n'accusent jamais de varicosités ; leur couleur est ordinairement plus pâle, rosée ; au centre, elles sont transparentes, tandis que leurs parois sont beaucoup plus foncées, ce qui fait qu'elles paraissent limitées par de doubles contours. Les artères sont placées plus superficiellement que les veines, et, en croisant ces dernières, elles passent visiblement par-dessus. Il résulte de cette disposition que, dans certains états morbides où la circulation dans les veines est gênée, on voit aux points d'entre-croisement des veines et des artères, que les premières étant comprimées, forment sur les deux côtés de l'artère qui les croise une espèce de vide.

Cette différence, si marquée dans les branches principales, ne peut être constatée dans les capillaires, et l'on est souvent forcé de remonter le courant d'un vaisseau capillaire jusqu'à son anastomose avec une branche principale, pour savoir s'il s'agit d'une veine ou d'une artère.

Les artères et les veines centrales se rendent, au sortir de la papille, en haut et en bas de la rétine; l'artère donne une branche supérieure et une branche inférieure, et chacun des deux troncs se subdivise en deux branches secondaires, qui se bifurquent et se divisent progressivement en branches collatérales, et deviennent enfin les vaisseaux capillaires, dernier réseau vasculaire où le sang artériel commence à se transformer en sang veineux. Il est tout naturel que les veines capillaires affluent dans des branches de plus en plus volumineuses pour aboutir enfin jusqu'aux veines centrales du nerf optique. C'est là le seul réseau de vaisseaux rétiniens qui puisse être observé au moyen de l'ophthalmoscope. En les examinant attentivement, on remarque que toutes les branches qui se dirigent de la papille vers le côté externe, où se trouve la *macula,* ne se rendent pas directement à cette dernière, mais en la contournant aboutissent plus loin; les vaisseaux capillaires seuls s'approchent davantage de la *macula* et constituent tout autour d'elle un réseau vasculaire très-fin. Le centre, au contraire, de la macula est privé de vaisseaux; tout au moins, s'il en existe, ils ne sont pas visibles à l'ophthalmoscope.

Vascularisation capillaire du nerf optique.—Mais il y a encore, à la surface du nerf optique, un grand nombre de vaisseaux capillaires qui ne paraissent pas communiquer directement avec les vaisseaux centraux. Les uns naissent sur la partie interne, et ce sont les plus nombreux; les autres occupent le côté externe où ils sont plus rares. Leur étude a été jusqu'à ce jour complétement négligée; pourtant, elle offre un grand intérêt, en raison de leur rapport direct avec le système vasculaire du cerveau.

Le nombre de ces vaisseaux n'est jamais constant; tandis que, chez certains sujets, la papille est sillonnée en tous sens par les capillaires chez d'autres on ne remarque que cinq ou six branches distinctes. C'est ce qui rend si variable l'aspect de la papille; aussi

le médecin devra-t-il apporter dans son examen la plus grande
attention, s'il veut éviter de confondre un état physiologique avec
un état pathologique.

Origine des vaisseaux capillaires. — Jusqu'à présent, tous les
anatomistes distingués n'ont trouvé d'autres vaisseaux dans la
rétine et le nerf optique que ceux qui naissent de la veine et de
l'artère centrales. Tel est le résultat des recherches de MM. Donders[1],
Brücke[2], Kölliker[3], Stellwag[4]. Dans un cas exceptionnel, H. Müller[5]
a trouvé la communication des vaisseaux rétiniens avec ceux de la
sclérotique. Les études ophthalmoscopiques devaient pourtant nous
conduire à de nouvelles découvertes; nous avons très-souvent observé des inflammations et des infiltrations du nerf optique consécutives aux maladies cérébrales aiguës ou chroniques; les atrophies
elles-mêmes de la papille, suivies seulement de l'atrophie complète
des vaisseaux capillaires collatéraux, avec conservation des vaisseaux centraux, devaient nous démontrer qu'il y avait des rapports
intimes et constants entre le système vasculaire du cerveau et
celui de la rétine.

Ces faits nous ont, en effet, conduit à faire des recherches anatomiques sur les cadavres. Avec le concours obligeant de M. le
docteur Anger, qui voudra bien agréer nos remerciements, nous
avons pratiqué plusieurs fois des injections, d'abord sur des cadavres d'adultes, puis sur ceux d'enfants, et nous avons pu constater
ensuite avec une loupe que le nerf optique contenait des ramuscules
capillaires injectés, et que ces capillaires se distinguent même sur la
papille. Aujourd'hui, il ne nous reste aucun doute à cet égard, et nous
pouvons affirmer que la papille du nerf optique contient, outre les
vaisseaux centraux qui proviennent de l'artère ophthalmique, de
nombreux vaisseaux capillaires qui naissent dans le cerveau. Ce
sont notamment tous ceux qui donnent la coloration rosée à la
papille du nerf optique. Ces vaisseaux doivent être appelés, selon
nous, *vaisseaux cérébraux* de la papille. Ils sont séparés des vais-

1. *Archiv für Ophthalmologie*, von Graefe, t. I, deuxième partie, p. 75. — 2. *Brücke's
anatom. Beschreib. d. menschlich. Augapfels*, 1847, p. 25, etc. — 3. *Mikrosc. Anatomie*,
t. II, deuxième partie, p. 684, etc. — 4. *Die Ophthalmologie*, t. IV, première partie,
p. 522. — 5. *Archiv f. Opht.*, t. IV, deuxième partie, p. 8.

seaux centraux et arrivent directement du cerveau; ils sont logés dans les interstices des fibres du nerf optique. Mais, pour bien comprendre leur origine, et pour développer suffisamment les rapports qui existent entre le nerf optique et les différentes parties du cerveau, il est indispensable d'étudier l'anatomie du nerf optique et de toutes les parties du cerveau qui concourent à la formation et à la production du sens de la vision. Cette étude comprendra le quatrième chapitre de notre travail.

CHAPITRE III

ANOMALIES CONGÉNIALES DE LA PAPILLE ET DE SON SYSTÈME VASCULAIRE.

§ 1.—Absence congéniale des vaisseaux.

Parmi les anomalies de la papille, celle-ci est une des plus rares. MM. Desmarres et Graefe en ont observé quelques cas. Selon M. Desmarres père [1], la papille est alors mal dessinée, oblongue et absolument blanche; il n'y a aucune trace de vaisseaux. Les signes sont tout à fait caractéristiques dans le cas observé par M. Graefe; nous le reproduisons ici en abrégé [2] : On est venu consulter M. Graefe pour un enfant de dix ans, atteint depuis sa naissance d'un strabisme convergent de l'œil droit et d'une amaurose. Il a trouvé que la papille du nerf optique était plus blanche qu'à l'ordinaire et avait l'aspect d'une substance tendineuse opaque.

A son grand étonnement, le professeur allemand ne put rencon-

1. *Traité des mal. des yeux*, t. III, p. 44h. — 2. *Archiv f. Ophth.*, t. I, abt. i, p. 403.

trer aucun vestige de vaisseaux, soit dans cet endroit, soit dans le reste de la rétine. Et comme celle-ci est tout à fait transparente et qu'on ne peut juger de sa présence que par celle des vaisseaux, il est probable, dit M. Graefe, que la rétine elle-même manquait complétement . Aucun autre désordre n'a pu être reconnu dans l'œil, si ce n'est le nystagmus. Mais le développement de tout l'organisme du malade était un peu en retard.

M. Desmarres croit que ces sortes d'anomalies sont dues à une maladie du cerveau qui se développe, soit pendant la vie intra-utérine, soit peu de temps après la naissance. Il nous semble que cet état peut être plutôt expliqué par l'arrêt de développement de l'artère centrale avant qu'elle soit entrée à travers la fente congénitale dans l'intérieur de l'œil. Nous n'avons, en effet, jamais observé de disparition complète des vaisseaux par suite des maladies cérébrales ou cérébro-spinales. Il n'y a qu'à la suite de rétinite pigmentaire syphilitique que nous avons trouvé l'absence totale des vaisseaux, quoique la perception de la lumière quantitative fût encore conservée.

M. Graefe parle aussi du développement incomplet des vaisseaux dans certaines amblyopies amaurotiques, d'où il résulterait que les vaisseaux paraissent d'un très-petit calibre et les papilles très-blanches. Nous croyons qu'il serait difficile de faire le diagnostic entre les anomalies et les atrophies de la papille consécutives aux maladies cérébrales qui surviennent durant la vie intra-utérine; c'est pourquoi nous préférons les rapporter à la catégorie des atrophies de la papille.

§ 11.—Disposition anormale des vaisseaux de la papille.

L'artère centrale, on le sait, arrive le plus souvent non divisée au centre de la papille et se bifurque ensuite à sa surface en deux branches, une supérieure et une inférieure. D'un autre côté, deux veines séparées, une supérieure et une inférieure, apparaissent communément sur la papille. Cette disposition offre de nombreuses irrégularités :

1° L'artère centrale, au lieu de naître au centre de la papille, prend quelquefois son origine vers la périphérie, pour fournir de là ses branches collatérales ;

2° Les artères ont ordinairement une marche assez régulière depuis le centre jusqu'à la périphérie ; il arrive pourtant de trouver une excavation physiologique aussi prononcée que dans un glaucome, et alors les vaisseaux forment des courbes irrégulières au bord de cette excavation ;

3° Au lieu de deux veines, on aperçoit quelquefois quatre branches principales et séparées, dont deux supérieures et deux inférieures. Cet état est dû à des subdivisions en branches collatérales dans l'intérieur même du nerf optique ;

4° Les veines comme les artères peuvent naître à la circonférence de la papille.

5° Dans l'état physiologique, l'artère et la veine centrales peuvent accuser un calibre très-fin et simuler une diminution pathologique.

6° On aperçoit quelquefois une pulsation spontanée dans la veine centrale au point de son entrée dans le nerf optique. Cette pulsation est aussi physiologique. La pulsation artérielle est, au contraire, toujours pathologique.

Toutes ces anomalies dans la disposition des vaisseaux n'ont aucune influence sur la vision.

§ III.— Formes anormales de la papille.

Les anomalies de la papille se présentent, quant à la forme, sous deux aspects différents : les papilles à contours irréguliers et les excavations de la papille.

1° La *papille à contours irréguliers* peut simuler une névrité optique. On remarque alors des échancrures qui lui donnent un aspect irrégulier, comme frangé ; en même temps, les contours sont moins bien circonscrits que dans l'état ordinaire ; on aperçoit une espèce d'opacité, surtout vers le bord limitant, se prolongeant quelquefois le long des vaisseaux. Il serait facile de confondre cet état avec l'inflammation du nerf optique, si l'on ne prenait en considération d'autres signes, notamment la coloration, la transparence de la papille et le degré de la vision. La coloration de la papille normale sera presque toujours d'un blanc rougeâtre, et la teinte rouge plus prononcée vers la périphérie qu'au centre; la transparence du nerf optique permettra de voir jusqu'à une certaine profondeur dans sa substance.

2° *Excavation physiologique de la papille.* — Toute papille physiologique présente au centre une petite tache blanche, luisante, qui dépend de la dépression normale. Cette dépression est physiologique; mais clle peut acquérir des proportions considérables, tant en largeur qu'en profondeur, de telle sorte que l'aspect ophthalmoscopique accusera tous les signes d'une excavation sans que pourtant là vue soit troublée. Cet état est désigné sous le nom d'*excavation physiologique.* — L'image ophthalmoscopique de cette excavation est la suivante : La papille est blanche, luisante au milieu et rosée vers la circonférence. Ces deux parties contrastent d'une manière sensible, et il y a une interruption subite de la vascularisation vers le bord de la partie blanche. On remarque sur cette dernière de petites taches semi-lunaires grisâtres, très-nombreuses, correspondant aux contours des ouvertures de la lame criblée. La partie blanche ou excavée s'étend du centre vers la partie externe (image droite). La moitié interne de la papille, de même qu'une zone circulaire autour de l'excavation, conserve sa coloration rosée, avec des vaisseaux capillaires nombreux, visibles à sa surface.

Cette zone permet de diagnostiquer que l'excavation est physiologique, bien qu'elle soit très-prononcée et que les vaisseaux soient fortement refoulés sur le côté.

Dans cette anomalie, les vaisseaux centraux changent ordinairement de direction; arrivés à la partie blanche, ils la contournent un peu, pour pénétrer ensuite dans l'excavation en longeant sa paroi. Il résulte de là une irrégularité dans leur disposition et souvent même une interruption apparente de leur trajet. C'est du côté interne (image droite) qu'ils sont ordinairement rejetés et là ils forment souvent des coudes ou une espèce de crochet, et se perdent ensuite au niveau de la lame criblée.

Pour mettre en garde contre une erreur possible, nous avons

cherché à poser quelques règles qui permissent de définir l'excavation physiologique :

1° L'excavation physiologique doit se trouver au milieu d'une papille rouge, injectée ; ainsi, tandis que la partie centrale sera blanche et excavée, la partie périphérique de cette même papille, de même que celle qui l'avoisine, devra présenter une teinte rosée vive, ou d'un blanc rougeâtre, et on doit y distinguer beaucoup de capillaires ;

2° L'excavation ne devra occuper qu'un tiers de l'étendue totale de la papille, à moins de cas exceptionnels ;

3° Il faut que la partie excavée soit d'une teinte blanc clair, franchement accusée, et qu'elle n'offre point de nuance grise, verdâtre ou bleuâtre, colorations qui sont presque toujours consécutives à l'état morbide ;

4° Il faut, en outre, que les vaisseaux centraux, quoique très-tortueux, ne soient pourtant pas interrompus dans leur continuité près du bord de l'excavation. Dans les excavations pathologiques, au contraire, on voit les vaisseaux de la rétine s'arrêter court à la circonférence ; ils semblent plonger dans le corps même du nerf, sur lequel ils reparaissent un peu plus loin pour suivre de nouveau leur marche.

Ces règles permettront de diagnostiquer sûrement l'état physiologique de la papille et de le séparer de l'excavation glaucomateuse.

§ IV.— Plaques fibreuses congéniales de la papille et de la rétine.

Une des anomalies les plus intéressantes, et qui, il y a peu de temps, était prise pour un état pathologique, est incontestablement celle que nous appelons *plaques fibreuses congéniales*.

Cet état est caractérisé par des plaques blanches, luisantes, opaques, réfléchissant fortement la lumière tout près du bord de la papille et empiétant souvent sur cette dernière. Elles ont des contours très-irréguliers, comme déchirés, s'effaçant peu à peu sur la partie transparente de la rétine (voir la planche coloriée, fig. 1re). Nous avons remarqué que ces plaques se rencontrent le plus souvent du côté interne de la papille, ou bien elles se trouvent placées à cheval sur les vaisseaux supérieurs ou inférieurs. Du côté externe seul, elles ne se rencontrent point ; mais elles peuvent quelquefois envelopper complétement la papille et cacher ses limites normales, comme cela est représenté dans l'atlas de M. Liebreich (tabl. XII, fig. 1). Les vaisseaux qui traversent la plaque restent presque complétement masqués ; on ne les aperçoit que lorsqu'ils ont franchi la plaque.

Il arrive pourtant d'observer que tantôt les branches principales, tantôt les capillaires, ne sont pas cachées sous cette plaque. Cela dépend de la situation de la plaque elle-même dans les couches plus ou moins superficielles, ce qu'on constate facilement dans l'examen à l'image droite. Dans notre figure, la plaque a été tellement épaisse, que tous les vaisseaux restent couverts ; çà et là seulement on les aperçoit comme à travers la fente du tissu opaque. Toute la partie de la papille qui n'est pas couverte par la plaque présente une coloration normale, et ses contours sont dessinés d'une manière régulière, ce qui caractérise la papille physiologique.

Nature de la plaque. — On sait que les fibres propres du nerf optique sont constituées par des *cylinder-axis* et par la membrane extérieure qui les enveloppe. Cette dernière présente des contours sombres, opaques et de nature fibreuse, ce qui fait que partout où elle se rencontre, la transparence disparaît. Ordinairement, elle s'arrête au voisinage de la lame criblée. Dans le cas que nous étudions, l'enveloppe opaque de fibres nerveuses, au lieu de s'arrêter au niveau de la lame criblée, se prolonge jusque sur la papille et la rétine, comme l'a démontré M. Virchow. Les rétines des lapins nous offrent constamment le même aspect.

Cette anomalie n'a aucune influence sur la vision ; nous l'avons observée chez une vingtaine de malades, et jamais nous n'avons pu lui attribuer aucun trouble de la vue. Peut-être cela dépend-il du siége de la plaque tout près de la papille, qui constitue elle-même le *punctum cœcum.* La plaque fibreuse, ne laissant pas passer de rayons lumineux jusqu'aux bâtonnets, augmentera l'étendue du point aveugle de la rétine, mais jamais assez pour que la vision en soit altérée. Par conséquent, si des malades atteints d'une amblyopie présentent une anomalie de cette nature, ce n'est pas à elle qu'on doit rapporter la cause du trouble visuel; il faut, au contraire, chercher ailleurs son explication.

La figure n° 1 de notre planche coloriée représente un exemple remarquable de cette anomalie. Nous l'avons dessinée d'après l'état d'un œil sain. Le malade voyait clairement de cet œil et se plaignait de voir trouble de l'autre. Il affirmait que la vision de l'œil où nous avons constaté la plaque n'avait jamais subi aucune altération.

CHAPITRE IV.

§ I.—Anatomie du nerf optique.

Les nerfs optiques tirent leur origine des tubercules quadri-jumeaux qui constituent, d'après les recherches de Magendie, Longet et autres, le centre principal de la fonction visuelle.

Deux petites bandes blanches, rubanées, prennent naissance dans les tubercules quadrijumeaux et dans leur voisinage, contournent les couches optiques, croisent les pédoncules cérébraux auxquels elles fournissent quelques filaments, puis elles se détachent du cerveau. La bandelette droite s'unit à celle du côté gauche pour former une commissure, appelée *chiasma*. Après avoir franchi le chiasma, chaque nerf traverse le trou optique et l'anneau fibreux, formé par les insertions postérieures des muscles de l'œil; il gagne le globe de l'œil, et le traverse dans son hémisphère postérieur, en haut et en dedans de l'axe optique et de la macula.

Examinons en détail chacune des parties de l'appareil nerveux de la vision en commençant par son bout oculaire.

1° *Structure du nerf optique à son entrée dans le globe de l'œil.* — Le trou sclérotical que doit franchir le nerf optique est occupé par une membrane élastique, criblée, que l'on appelle *lame criblée.*

Par suite de cette disposition, le nerf optique ne peut pas entrer en masse dans l'œil, mais chaque fibre nerveuse isolée, ainsi que les vaisseaux de la rétine, doit franchir une ouverture spéciale de la lame criblée. La nature a probablement voulu que, dans les pressions internes de l'œil, le nerf optique ne fût pas comprimé, mais que ce fût, au contraire, la membrane élastique fixée aux bords de l'ouverture scléroticale qui supportât toute la pression, et, par sa distension laissât aux fibres nerveuses plus d'espace et la possibilité de résister le plus longtemps possible à la compression. Les fibres de la lame criblée correspondent en majeure partie à toute l'épaisseur de l'ouverture scléroticale.

Les fibres propres du nerf optique, une fois arrivées à la surface de la rétine, ne s'isolent qu'après avoir traversé les couches externes de cette membrane ; là, elles s'infléchissent et s'épanouissent en s'irradiant dans toutes les directions pour constituer la couche des fibres nerveuses de la rétine.

La papille du nerf optique forme, d'après H. Müller, une convexité avec une petite dépression au centre, qui dépend de ce que les fibres propres du nerf optique, en arrivant à la surface de la rétine, s'infléchissent brusquement et s'épanouissent dans tous les sens, laissant au milieu une dépression ou concavité. Nous avons vu que cette dépression forme une tache blanche, luisante, au milieu de la papille physiologique. Cette dépression peut, dans certaines anomalies ou bien dans des cas pathologiques, prendre des proportions beaucoup plus considérables et constituer une véritable excavation.

2° *Structure du nerf optique dans son trajet orbitaire.* — Dans la partie extra-oculaire, le nerf optique présente la structure suivante : Il est entouré d'une gaîne externe, qui se détache très-facilement. Dénudé de cette enveloppe, il reste encore muni de la gaîne interne qui fait corps avec le nerf lui-même.

En examinant au microscope la section du nerf optique au voisinage de la sclérotique, nous retrouvons les deux gaînes qui sont riches en tissu élastique très-dense. La gaîne interne, moins épaisse et moins dense que l'externe, donne des prolongements multiples ou des cloisons qui partagent l'intérieur du nerf en canaux longitudinaux, dans lesquels sont contenues les fibres propres optiques. C'est pourquoi la coupe transversale présente des îlots multiples subdivisés en un nombre considérable de petits lobules, et dans l'interstice desquels se trouvent logés les vaisseaux. La terminaison de chacune des deux gaînes est différente. La gaîne externe ou fibreuse, en arrivant au globe de l'œil, abandonne le nerf optique, et se continue avec la sclérotique.

M. Donders a démontré [1] que les fibres de la gaîne interne suivent le nerf optique dans le trou sclérotical jusqu'à la surface de la choroïde et que là elles se prolongent entre la choroïde et la sclérotique avec les fibres de la membrane élastique. Très-souvent pourtant ces mêmes fibres traversent le trou choroïdien et arrivent à la surface de la papille.

Dans ce cas, on voit à l'ophthalmoscope, que la papille du nerf optique est entourée d'un anneau blanc très-mince, qui fait presque corps avec elle et constitue ce qu'on appelle les *doubles contours de la papille.*

§ II.—Anatomie des racines cérébrales des nerfs optiques.

1° *Origine des gaînes du nerf optique.* — Les membranes cérébrales concourent à former les deux gaînes du nerf optique, comme on peut s'en convaincre en étudiant leur rapport mutuel.

La *pie-mère* se prolonge sur les bandelettes et sur les nerfs optiques, et constitue une enveloppe, intimement liée aux fibres nerveuses. Cette tunique est la seule qui couvre les bandelettes et le chiasma. En se rapprochant de l'orbite, les nerfs trouvent la dure-mère qui devient leur gaîne externe, tandis que la pie-mère reste leur gaîne interne.

La pie-mère est une membrane cellulo-vasculaire, et on peut dire nourricière du cerveau ; en passant sur les nerfs optiques, elle perd peu à peu sa vascularité et devient inextensible et comme fibreuse. Ce névrilème embrasse l'ensemble des filets nerveux, et

1. *Archiv f. Ophth.*, B. I, abth. II, p. 84.

en même temps il donne des prolongements dans la masse du nerf optique pour y constituer des cloisons et des enveloppes pour chaque fibrille primitive. C'est ainsi qu'il arrive dans l'intérieur de l'œil jusqu'au niveau de la choroïde, à laquelle il s'attache par quelques extensions fibreuses. C'est peut-être par suite de ces rapports avec la choroïde qu'on admettait il y a quelque temps que la pie-mère se prolongeait sur le nerf optique pour donner naissance à la membrane choroïde, de même qu'on a appelé la pie-mère *membrane choroïde du cerveau.*

A la base du cerveau et dans la partie antérieure, l'*arachnoïde* recouvre la face inférieure des nerfs optiques et du chiasma et se réfléchit ensuite sur la face interne de la dure-mère. Elle reste par conséquent complétement étrangère à la partie orbitaire de la gaîne du nerf optique.

Les deux gaînes interne et externe sont réunies par du tissu cellulaire très-lâche, délié, et qui se laisse facilement détacher. Selon nous, on peut le considérer comme la continuation directe du tissu cellulaire sous-arachnoïdien, et dans les larges mailles duquel oscille le liquide céphalo-rachidien. Dans certains états pathologiques, l'hydrocéphale par exemple, ce liquide pourrait s'introduire entre les deux gaînes du nerf optique, distendre la gaîne externe, comprimer le nerf optique, et amener une amaurose.

2° *Chiasma ou entre-croisement des nerfs optiques.* — Si nous suivons le nerf optique dans la boîte crânienne, nous voyons qu'il se rapproche de la ligne médiane, et, au-devant des tubercules mamillaires, il s'unit à celui du côté opposé pour former une commissure que l'on appelle *chiasma.* C'est un large carré, situé sur le corps du sphénoïde ou selle turcique. Il est en rapport, en haut, avec la membrane qui forme le plancher antérieur du troisième ventricule, et en arrière avec le tuber cinéréum dans l'épaisseur duquel semblent naître, d'après M. Cruveilhier, quelques filets blancs, qui vont se porter au chiasma. Des angles postérieurs du chiasma naissent les bandelettes optiques. En bas, le chiasma répond à la selle turcique et à la glande pituitaire.

Stucture du chiasma. — Les deux nerfs optiques s'entre-croisent dans le chiasma, comme l'a démontré pour la première fois Wollas-

ton [1]. Selon M. Cruveilhier, les fibres les plus externes ne s'entre-
croisent pas, mais seulement les fibres internes, et les fibres les
plus postérieures se continuent d'un côté à l'autre, à la manière d'une
commissure. Hannover admet l'existence de la commissure antérieure, *commissura arcuata anterior*, formée par les fibres nerveuses
qui ne vont que d'un œil à l'autre et n'ont aucune communication
avec le cerveau.

Le chiasma présente deux sortes de fibres nerveuses : les unes
externes *a, a, c* (fig. ci-contre), qui se rendent directement d'un hémi-

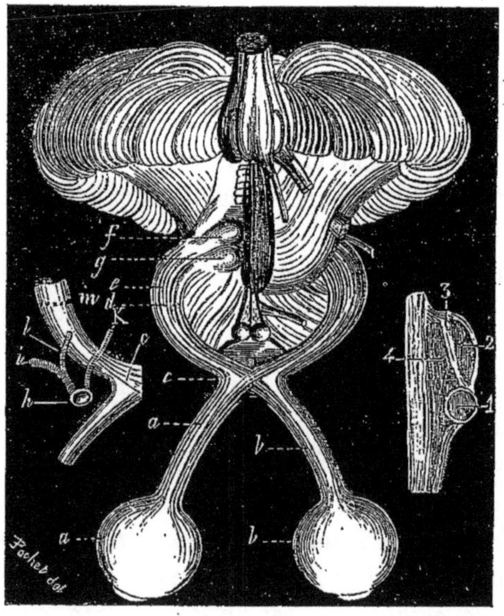

sphère à la partie externe de la rétine de l'œil correspondant ; les
autres, internes *b, b*, s'entre-croisent dans le chiasma et se rendent
à la partie interne de la rétine ; elles proviennent des hémisphères
opposés comme on le voit sur la figure. Les faits pathologiques
confirment pleinement l'existence de cette décussation des fibres
nerveuses.

1. *Philosoph. Transact. of the roy. Soc. of London*, 1824.

L'opinion de Hannover paraît se vérifier dans un fait particulier qui a été observé par M. le professeur Nélaton.

M. Nélaton a présenté à la Société anatomique, en 1833, un cerveau sur lequel le chiasma des nerfs optiques est en partie réduit en une substance gélatineuse au centre, tandis que les fibres nerveuses se continuent sur les côtés sans interruption avec les nerfs correspondants ; ce qui est une preuve, pour M. Nélaton, que les fibres externes des bandelettes et des nerfs optiques ne se croisent point. Il existe en avant du carré optique une sorte d'anse nerveuse continue d'un nerf à l'autre, continuité sans entre-croisement. La vision n'a offert dans ce cas aucune anomalie. Cette pièce semblerait démontrer que l'entre-croisement des fibres internes n'est pas indispensable pour la vision.

3° *Bandelettes optiques.* — La continuation des nerfs optiques de l'autre côté du *chiasma* porte le nom de *bandelettes optiques.* Ces bandelettes sont blanches, assez larges, proviennent directement des corps genouillés externe et interne ; appliquées sur le pédoncule cérébral, elles le contournent horizontalement, et s'en détachent peu à peu, pour former en avant le chiasma. Dans la moitié de leur parcours, elles sont adhérentes aux pédoncules cérébraux.

Les bandelettes sont en rapport avec les pédoncules cérébraux en haut et en dedans ; en bas et en dehors, elles sont libres, et correspondent aux circonvolutions de la partie interne des lobes postérieurs du cerveau. Plus en avant, elles se trouvent en contact avec la membrane perforée et l'os sphénoïde.

Comme on le voit, le chiasma et une partie des bandelettes optiques sont en contact direct avec les os de la base du crâne ; et tous les désordres et toutes les altérations de cette partie du crâne, notamment la carie et les tumeurs syphilitiques de la selle turcique, les collections consécutives du pus dans l'espace sous-arachnoïdien antérieur, et même les transformations fibreuses de cette portion de la pie-mère, très-fréquentes d'après M. Richet, peuvent comprimer les nerfs optiques et occasionner une atrophie ou une infiltration œdémateuse de la papille, et par conséquent diminuer ou supprimer complétement la vision. C'est dans cette disposition anatomique qu'il faut souvent chercher l'explication de l'amaurose, si fréquente dans l'âge adulte et qui n'offre pas de signes positifs de l'affection cérébrale.

En poursuivant plus loin les bandelettes optiques, on arrive directement aux corps genouillés. Les recherches de M. Gratiolet tendent, il est vrai, à démontrer que les fibres nerveuses, émanant d'une des racines du nerf optique qui contourne la couche optique, s'épanouissent en éventail dans toute la longueur du bord supérieur de l'hémisphère, depuis l'extrémité supérieure du lobe occipital jusqu'au sommet du lobe pariétal [1]. Nous avons cherché à constater cette disposition dans le cerveau de l'homme, mais il nous a été impossible de la rencontrer.

4° *Corps genouillés externe et interne.*—A la face inférieure et postérieure de la couche optique, on découvre deux renflements qui portent le nom de *corps genouillés.*

Le *corps genouillé interne* est moins volumineux que l'externe ; mais, en revanche, il est plus saillant. A sa surface libre, il est enveloppé d'une couche blanche très-mince, qui se prolonge en arrière jusqu'au tubercule quadrijumeau postérieur (*testes*). Dans son épaisseur, on trouve un noyau de substance grise.

Le *corps genouillé externe* forme une éminence oblongue qui contourne l'extrémité postérieure et inférieure de la couche optique, et, au moyen d'une petite bandelette médullaire blanche, il entre en communication avec le tubercule quadrijumeau antérieur (*nates*) ; sa surface libre est blanche aussi, mais d'une teinte plus sale et un peu grisâtre; à l'intérieur, elle est constituée par la substance grise.

L'existence du noyau gris dans ces éminences nous porte à penser qu'elles ne sont pas de simples conducteurs ; mais qu'elles ont, au contraire, un rôle tout spécial dans l'acte de la vision.

5° *Tubercules quadrijumeaux.*—Ils sont constitués par quatre saillies séparées les uns des autres par des sillons. Les deux saillies antérieures portent le nom de *nates* (*g*), et les postérieures celui de *testes* (*f*). Ils se trouvent placés au-devant du cervelet et au-dessus des pédoncules cérébraux avec lesquels ils contractent des adhérences.

La structure des tubercules quadrijumeaux est très-complexe, ils

1. *Comptes rendus de l'Académie des sciences*, 1854, p. 276.

sont couverts extérieurement par la substance blanche très-peu
épaisse ; l'intérieur est au contraire formé par une substance grise.
Dans les tubercules postérieurs, on distingue un vrai noyau rond.
(V. fig., p. 29,—1), gris rougeâtre, qui présente une consistance
plus dense et plus solide que la couche corticale, ce qui fait que
lorsqu'on le coupe d'avant en arrière, il fait saillie sur la surface cou-
pée, comme un œuf cuit qui ressort de sa coque. Ceci n'existe pas
dans un état pathologique, et c'est par ce signe qu'on reconnaît facilement l'altération de cet organe. Le noyau du tubercule antérieur
est moins accusé que le premier ; il est oblong (voyez le n° 2, sur la
figure représentée à la page 29). Une troisième partie, de couleur
grise, est celle désignée par le numéro 4 ; elle est séparée des deux
noyaux décrits par une substance blanche, très-mince dans le noyau
postérieur et plus large dans celui de devant. La partie grise 4 sert
de moyen de communication entre les tubercules du côté opposé.
Au-dessous de toutes ces parties passent les fibres médullaires blanches appartenant au ruban de Reil et aux pédoncules du cervelet.
Les recherches microscopiques sont très-difficiles, et Kölliker avoue
qu'il a toujours échoué, quand il a tenté de suivre la direction des
fibres nerveuses à travers la substance grise de ces tubercules.
En général, ils sont constitués par les mêmes éléments que les
autres parties du cerveau.

Les tubercules quadrijumeaux se trouvent en rapport direct ou
indirect avec plusieurs parties du cerveau, notamment avec le cervelet, la moelle allongée et la moelle épinière. Voici ces rapports :

a. De chaque tubercule postérieur se détache une petite bandelette médullaire, qui passe au-devant du faisceau triangulaire latéral de l'isthme pour aboutir, en avant, *au corps genouillé interne ;*

b. En avant et en dehors existe un autre prolongement qui se rend
directement *au corps genouillé externe ;*

c. La glande pinéale est attachée aux tubercules quadrijumeaux
au moyen de quatre faisceaux blancs, appelés *pédoncules,* ainsi que
par la toile choroïdienne (Cruveilhier) ;

d. La valvule de Vieussens communique à l'aide de son frein,
avec l'extrémité postérieure des tubercules ;

e. Le cervelet communique avec les tubercules quadrijumeaux à l'aide des pédoncules supérieurs du cervelet (*processus cerebelli ad testes*), qui prennent leur origine dans le noyau blanc du cervelet, se croisent au-dessus des pédoncules inférieurs de ce même organe et s'engagent ensuite au-dessous du ruban de Reil et dans les tubercules quadrijumeaux.

f. Entre la moelle allongée et les tubercules quadrijumeaux la communication se fait au moyen des faisceaux antéro-latéraux du bulbe ou du ruban de Reil, qui, en s'incurvant au-dessous des tubercules, forme une commissure. En étudiant la structure de la moelle, M. Schröder van der Kolk a démontré que les racines antérieures se terminent toutes dans les grandes cellules antérieures, formées en groupes ; de là partent des fibres ascendantes ou encéphaliques qui constituent des cordons antérieurs et latéraux. Les racines postérieures comprennent deux ordres de fibres : cérébrales et réflexes ; les premières montent directement dans le cerveau, les autres aboutissent d'abord aux cellules des cornes postérieures, et de là au cerveau.

g. Dès lors , on comprend que les pédoncules supérieurs du cervelet fassent suite aux faisceaux médullaires postérieurs, et que les fibres du ruban de Reil soient, d'après Longet, la continuation du faisceau antéro-latéral de la moelle.

Il résulte de là que les tubercules quadrijumeaux sont à la fois en relation avec les colonnes postérieures ou sensitives de la moelle, et avec les colonnes antéro-latérales ou motrices.

Cette dépendance des tubercules quadrijumeaux avec la moelle épinière nous découvre comment et pourquoi les affections de cette dernière, telles que l'ataxie locomotrice, peuvent amener si fréquemment une amaurose. C'est par la propagation de l'atrophie des fibres médullaires jusqu'aux tubercules quadrijumeaux que la cécité arrive.

6° *Origine des vaisseaux cérébraux de la papille.* — Nous savons que le cerveau reçoit ses vaisseaux artériels de deux carotides internes et de deux vertébrales, qui communiquent à la base du crâne à l'aide des communicantes et des cérébrales postérieures. Chacune de ces branches donne des rameaux multiples qui se distribuent dans le cerveau, en passant par toutes les anfractuosités et les ouvertures, conjointement avec la pie-mère.

Parmi ces branches, il y en a quelques-unes qui sont de préférence destinées aux organes nerveux centraux de la vision et que nous avons cru utile d'étudier particulièrement. Ces vaisseaux sont les suivants :

1° Quelques rameaux filiformes qui vont de la pie-mère au chiasma ;

2° Une branche assez volumineuse *l*, provenant de la cérébrale moyenne *i*, et qui se rend à la bandelette optique correspondante. Nous la nommerons l'*artère optique antérieure* (V. la figure, p. 29);

3° Quatre vaisseaux assez volumineux qui entrent dans les bandelettes optiques au niveau du bord postérieur des pédoncules cérébraux en *m*, et séparent ainsi par une ligne bien tranchée les bandelettes optiques des corps genouillés. Deux de ces vaisseaux sont des artères. Nous les désignerons sous le nom d'*artères optiques moyennes* ou de *vaisseaux genouillés*. Elles proviennent du plexus choroïdien ;

4° Une branche artérielle entrant dans le bord postérieur du *testes* et se distribuant dans ce dernier. C'est l'*artère du testes* ou *optique postérieure*.

Les veines accompagnent partout les artères, et nous n'avons pas besoin d'en faire une étude spéciale.

Si nous ajoutons à ce tableau tous les vaisseaux de la pie-mère qui, en enveloppant les bandelettes optiques, lui donnent des branches nourricières, nous aurons une idée exacte du mode de circulation et des lois de nutrition auxquelles sont soumis les centres nerveux de la vision.

Une vascularisation aussi complexe était indispensable pour nourrir un organe aussi essentiel que celui de la vue. Et on comprendra facilement combien peut être désastreuse pour la vision l'interruption de la circulation dans un ou plusieurs de ces vaisseaux. Toutes ces branches capillaires forment un réseau vasculaire non interrompu depuis les bandelettes optiques jusqu'à la papille du nerf optique, et c'est à ces vaisseaux qu'est en général due la coloration rosée de la pupille que nous apercevons à l'ophthalmo-

scope. Ils sont ordinairement indépendants de l'artère et de la veine
centrales qui viennent de l'ophthalmique.

§ III. — Rapports entre les affections cérébrales et celles du nerf optique.

Après avoir décrit en détail l'anatomie des nerfs optiques et des
centres nerveux qui leur donnent naissance, nous pouvons dès à
présent comprendre la manière dont les maladies cérébrales peuvent se communiquer à la papille du nerf optique.

D'abord, la communication directe que nous avons démontré
exister entre les vaisseaux capillaires de la papille et du cerveau fait
que les affections athéromateuses des vaisseaux, dans les bandelettes
optiques ou le chiasma, peuvent se communiquer directement à la
papille et occasionner son atrophie, sans que pourtant les vaisseaux
centraux du nerf optique soient atteints ni même diminués de volume.
Il n'y a dans ce cas que la disparition de ces vaisseaux capillaires
de la papille, qui lui donnent la teinte rosée à l'état physiologique.

Les congestions cérébrales donnent lieu aux congestions de la
pupille par la même communication vasculaire directe qui existe
entre l'œil et le cerveau.

Les affections de la moelle épinière, du cervelet, de la protubérance annulaire, se communiquent aux tubercules quadrijumeaux
par continuité des fibres ou par contiguïté, et amènent une inflammation ou une atrophie de ces organes centraux de la vision, et en
même temps une amaurose.

Les expériences physiologiques viennent d'ailleurs confirmer
l'existence de ces rapports. En voici le résumé :

1° Si on divise le nerf optique au-devant du chiasma, la pupille
de l'œil correspondant se dilate et la vue se perd complétement.
L'ophthalmoscope nous montre dans ce cas des changements différents, selon que l'incision a été portée au-devant ou en arrière de
l'entrée de l'artère centrale de la rétine.

2° Lorsqu'on divise le chiasma longitudinalement, la dilatation
de la pupille et la cécité surviennent à la fois sur les deux yeux.

3° Les couches optiques n'ont pas sur la vision l'influence que le
nom qu'elles portent pourrait faire supposer. « En effet, dit M. Longet,
je les ai désorganisées sur des mammifères et des oiseaux, et il y a eu

persistance de l'impressionnabilité visuelle, puisque la pupille a continué à se resserrer sous l'influence d'une vive lumière. »

4° Selon M. Gratiolet, la destruction de la couche optique anéantit la faculté des impressions visuelles ; seulement, il ajoute que cela ne doit s'entendre que de la destruction des anneaux fibreux, qui composent son écorce blanche. La destruction du noyau gris du centre n'a pas d'influence directe et immédiate sur la vision.

5° En détruisant les corps genouillés externes et internes, on produit une cécité complète.

6° Tous les physiologistes s'accordent à considérer les tubercules quadrijumeaux comme faisant partie essentielle et centrale de la vision. « Enlevez-les, dit M. Longet, chez un mammifère, un oiseau, etc., et immédiatement la cécité a lieu. » M. Flourens a obtenu le même résultat. M. Béclard [1] dit, en outre, que « lorsqu'on excite les tubercules quadrijumeaux d'un seul côté, on amène des contractions simultanées dans l'iris des deux yeux. Ce phénomène tend à démontrer que chaque rétine reçoit ses impressions par les deux nerfs optiques en arrière du chiasma. » M. Cl. Bernard [2] piqua le plancher du quatrième ventricule d'un lapin, mais la piqûre s'égara, le lapin tomba, les yeux firent saillie hors de l'orbite, et l'animal parut aveugle. A l'autopsie, l'éminent physiologiste trouva que la piqûre avait porté au milieu du tubercule quadrijumeau.

MM. Vulpian et Philippeaux ont établi que, si on blesse ou détruit les tubercules quadrijumeaux d'un chien ou d'un lapin, il en résulte la perte de la vue avec immobilité de l'iris et dilatation de la pupille. C'est l'œil du côté opposé au tubercule détruit qui devient aveugle.

8° Dans ces dernières années, nous avons fait des expériences multiples sur les lapins, auxquels nous avons coupé ou enflammé le chiasma et les bandelettes optiques, et nous avons vu se produire, dans le premier cas, une atrophie de la papille ; dans le second, une névrite optique.

1. *Traité élémentaire de physiologie.* Paris, 1856, p. 936.
2. *Leçons sur la physiologie et la pathologie du système nerveux.* Paris, 1858, t. I, p. 458.

DEUXIÈME PARTIE

Pathologie du nerf optique

CHAPITRE PREMIER

AFFECTIONS FONCTIONNELLES DE L'APPAREIL NERVEUX DE LA VISION

L'étude des affections du nerf optique est beaucoup plus compliquée qu'on ne pourrait le supposer au premier abord, tant au point de vue de l'examen ophthalmoscopique qu'à celui de l'anatomie pathologique. Cette difficulté provient de plusieurs circonstances, d'abord des anomalies fréquentes dans la structure du nerf optique ainsi que dans la disposition de ses vaisseaux centraux et cérébraux; elle dépend aussi de la coloration très-variée de la papille, dans un état normal, chez les différents sujets; d'autre part, on rencontre très-fréquemment des affections de l'œil qui présentent tous les signes d'une amblyopie ou d'une amaurose, sans que pourtant l'ophthalmoscope nous fournisse les signes essentiels qui doivent caractériser l'affection; par exemple, dans une amblyopie alcoolique.

Comment faire alors le diagnostic à l'aide de l'ophthalmoscope, si les signes habituels manquent? Quelle méthode doit-on suivre pour ne pas confondre une anomalie ou un défaut de réfraction avec un état pathologique?

Pour échapper à toutes ces difficultés, il n'y a qu'un moyen, c'est de faire une étude complète des maladies du nerf optique, non-seulement au point de vue des signes ophthalmoscopiques, mais aussi à celui des antécédents et de l'origine du mal; de s'informer de l'état actuel de la vision, examiner tous les symptômes fonctionnels révélés par le malade. L'ensemble de ces renseignements nous permettra de porter le diagnostic avec précision.

En général, tout œil malade devra être examiné au point de vue de l'acuité de la vision, de l'étendue du champ visuel, de la faculté de distinguer les couleurs, des photopsies et des chrupsies.

§ I. — De l'acuité de la vision.

Dans la faculté de la vision, il y a deux points bien distincts à noter : la vision nette ou la finesse de perception des objets les plus ténus, et la vision secondaire ou vague que l'on a des objets qui nous entourent, sans que nous les regardions. La première faculté s'appelle *acuité de la vision* ou vision centrale; la seconde, la *vision périphérique,* ou *champ périphérique de la vision.*

Il est aujourd'hui incontestablement démontré que les sensations lumineuses sont perçues avec d'autant plus de netteté qu'elles sont plus rapprochées du centre de la macula. Un fait non moins important est celui-ci : dans la macula elle-même, il n'y a qu'une portion très-petite, placée au centre, qui soit capable de percevoir les objets ténus avec toute la netteté désirable. Cette partie, c'est le centre, qui se présente à l'ophthalmoscope sous un diamètre de $0^{mm},005$; les autres parties de la macula sont moins sensibles. C'est ce point central qui nous fait voir les plus fins détails des objets; c'est cette minime portion de la rétine qui permet au graveur de fixer et de distinguer les plus fines lignes et les stries délicates de sa gravure, mais à condition que son attention soit dirigée sur le seul et unique point qu'il veut fixer. Rien ne peut égaler le degré de sensibilité des éléments nerveux occupant le centre de la macula. Smith a calculé, d'après l'angle d'incidence des rayons, que le plus petit point sensible de la rétine avait $\frac{1}{8000}$ de pouce; selon Volkmann, le diamètre de la plus petite image projetée sur la rétine est de

0,000060 de ligne, ce qui correspond à peu près au diamètre des bâtonnets. Chaque bâtonnet est isolé et communique directement avec le cerveau par l'intermédiaire des fibres nerveuses ou *cylinder-axis*; par conséquent, toute image qui pourra se dessiner sur le bâtonnet pourra être vue distinctement.

Tous les yeux normaux ont à peu près un degré égal d'acuité de la vision. En supposant la réfraction normale et les membranes de l'œil saines, on peut trouver une unité, que chaque œil qui sera dans ces conditions pourra voir nettement.

Examen de l'acuité de la vision. — Comme nous venons de le dire, pour reconnaître le degré d'acuité de la vue, Jaeger a formé une échelle en caractères d'imprimerie de différentes grandeurs. Cette échelle s'appelle *Échelle de Jaeger*. Elle est composée de vingt caractères, depuis le n° 1 (corps 3), dont les lettres mesurent à peu près un tiers de millimètre, jusqu'au n° 20 (corps 60), de 2 1/4 centimètres en hauteur.

L'idée de M. Jaeger était très-heureuse, et son échelle permettait de constater l'état normal ou pathologique de la vision, par le seul fait que le malade pouvait ou ne pouvait pas lire les caractères du n° 1 de l'échelle. Cependant, au point de vue scientifique, cette échelle présentait quelques défauts, l'unité servant de base aux mesures n'avait aucun rapport avec l'élément rétinien, et les rapports entre les différents numéros des caractères n'étaient pas réguliers.

L'échelle de M. Giraud-Teulon diffère de celle de M. Jaeger, en ce que le premier caractère est choisi d'une dimension égale à $0^{mm},10$ et correspond à un élément rétinien. Le plus fort numéro de la série, marqué par CC, mesure 20^{mm}. Les caractères intermédiaires ont une grandeur croissante de $0^{mm},10$ en $0^{mm},10$.

C'est d'après le même principe qu'est construite l'échelle de M. Snellen.

Ces différentes échelles permettent de mesurer exactement l'acuité de la vision, soit à l'état normal, soit à l'état morbide. Le plus souvent, la série tout entière est inutile pour obtenir ce résultat; c'est pourquoi nous partageons l'avis de M. Follin, qui a choisi seulement quelques-uns des numéros de Jaeger ou de Giraud-Teulon. L'échelle composée par M. Follin et insérée dans ses *Leçons ophthalmo-scopiques* suffit parfaitement au but que l'on se propose.

Pour constater l'état de la rétine, on fait lire le n° 1 ou 2 de l'échelle, avec ou sans lunettes. Celui dont la rétine est saine devra nécessairement distinguer ces caractères. En supposant que le sujet examiné ne puisse le faire, on essayera les verres biconvexes n° 10 qui corrigent l'hypermétropie et la presbytie. Si, malgré ces lunettes, la lecture ne peut se faire, c'est qu'il existe un cause morbide dans une des membranes de l'œil, cause que l'ophthalmoscope dévoilera.

En général, dans les affections du nerf optique, l'acuité de la vision est éteinte au point que les malades distinguent à peine les numéros 14 ou 15 de l'échelle.

Pour examiner l'acuité de la vision chez les gens de la campagne, et en général chez ceux qui ne savent pas lire, on doit recourir à d'autres moyens; au lieu des échelles dont nous avons parlé, on dispose une échelle à l'aide de différents échantillons de toile, et l'on demande au malade quel est celui dont il peut voir distinctement les fils.

§ 11. — Étendue périphérique du champ visuel.

1. *Champ visuel normal.* — Le champ périphérique de la vision a tout autant d'importance que la vision centrale elle-même; car il nous permet de voir à la fois et l'objet que nous fixons et ceux qui l'entourent. C'est la faculté la plus précieuse dont la nature nous ait dotés pour notre vie indépendante : nous pouvons nous conduire tout seuls tant que le champ visuel est conservé, quand même la vision centrale serait atteinte.

Les éléments essentiels de la rétine s'étendent jusqu'à l'*ora serrata;* par conséquent, sur tout cet espace, les images des objets extérieurs peuvent s'imprimer plus ou moins facilement, qu'ils soient ou non éloignés du centre optique.

Une des causes de la diminution du champ visuel, c'est la pro-

éminence plus ou moins grande des différentes parties de la face.
Ainsi, en haut, il est sensiblement amoindri par le bord supérieur
de l'orbite ; en bas, le champ visuel n'est limité que par les pom-
mettes, mais à un degré très-faible ; du côté externe, il a le plus
d'étendue. C'est en dedans qu'on trouve sa plus grande échancrure ; elle dépend de la protubérance nasale fortement prononcée
en bas, c'est pourquoi la vision de chaque œil est échancrée dans
la partie inférieure et interne. Ce défaut n'existe que pour chaque
œil séparément ; en regardant des deux yeux, nous le corrigeons
complétement.

Dans le champ visuel normal physiologique, il y a une partie qui
n'est point sensible et se présente comme une tache noire. Cette
partie insensible ou *aveugle* correspond à la papille du nerf optique,
et on l'appelle *punctum cœcum.* Mariotte est le premier qui l'ait re-
marquée. On aperçoit facilement ce point aveugle, lorsqu'on fixe d'un
œil, l'autre étant fermé, un des deux points noirs marqués sur une
feuille de papier et qui sont distants de $0^m,06$ cent. En approchant
ou en éloignant ce papier, on verra à un moment donné qu'un des
deux points disparaît ; c'est le point correspondant à l'œil bouché.
Le *punctum cœcum* se trouve ordinairement à $0^m,05$ centimètres
en dedans du point fixé pour chaque œil. Dans quelques cas pathologiques, il peut augmenter sensiblement et devenir apparent.
M. Graefe l'a constaté dans la myopie très-prononcée, et nous-
même avons pu l'observer dans les plaques congénitales fibreuses
de la rétine, et dans les exsudations péripapillaires organisées.

2. *Rétrécissement du champ visuel. Hémiopie.* — L'étendue du
champ périphérique peut être sensiblement réduite par des altérations de la rétine et du nerf optique, d'un seul côté ou dans tous les
sens. Il y aura alors rétrécissement unilatéral ou circulaire, périphérique du champ visuel, qu'il importe beaucoup à un praticien de
déterminer avant tout examen ophthalmoscopique. Cette déter-
mination préalable nous permettra plus tard de porter un diagnostic plus certain.

L'exploration du champ visuel se fait de la manière suivante :

On place le malade devant un tableau noir ou une grande feuille
de papier à la distance de la vision distincte, et on lui fait fixer

d'un seul œil (l'autre étant fermé) le point central, que l'on a eu soin de marquer. On agite ensuite un objet quelconque en haut, en bas, à droite et à gauche, et on s'informe si le malade, en fixant le point central, voit en même temps cet objet. On marque sur le tableau l'endroit précis où l'objet n'est plus aperçu, en haut, en bas, à droite et à gauche. On réunit tous les points limitant la vision, et l'on a ainsi une figure plus ou moins irrégulière qui exprime le champ visuel du malade.

3. *Différentes formes de rétrécissement du champ visuel.* — *a*. Le champ visuel peut être rétréci au même degré dans tous les sens, et quelquefois à un si haut point, qu'il ne reste plus d'intacte, autour de ce point central, qu'une zone claire de quelques centimètres ; au delà, toute vision est abolie. On observe ce fait dans les rétinites pigmentaires et certaines excavations glaucomateuses ;

b. Dans les atrophies de la papille, consécutives aux affections cérébro-spinales, le rétrécissement concentrique existe aussi, mais avec une forme un peu différente. On ne trouve plus la même régularité ; le plus souvent, la diminution est beaucoup plus considérable du côté interne ou externe qu'ailleurs ;

c. Dans les excavations glaucomateuses de la papille, il y a toujours une diminution notable de la vision périphérique et principalement du côté externe et supérieur. M. Graefe a vu le champ visuel externe, inférieur ou supérieur, diminué même dans les cas de glaucome chronique, où il n'y a d'autres signes que l'excavation, c'est-à-dire dans le glaucome simple primitif.

Dans une période très-avancée de cette maladie, on retrouvera un rétrécissement régulier et concentrique, tel que l'a observé M. Follin [1] ;

d. Dans un décollement de la rétine, le champ visuel du côté opposé est aboli ; et comme, dans la majorité des cas, la rétine se trouve détachée à sa partie inférieure et externe, il s'ensuit que la zone supérieure interne de la vision excentrique est détruite ;

e. De larges exsudations rétiniennes ou choroïdiennes peuvent détruire la vision dans les parties correspondantes ;

[1]. *Loc. cit.*, p. 160.

f. Hémiopie. Il y a encore une forme toute particulière de rétrécissement du champ visuel, qui est principalement propre aux maladies cérébrales. C'est l'hémiopie.

Le mot *hémiopie* signifie *vision par moitié, visus dimidiatus ;* par
conséquent, tout affaiblissement partiel de la vue, dans lequel la
moitié du champ de la vision est complétement perdue, pendant
que l'autre moitié reste intacte, doit être désignée sous le nom
d'hémiopie.

Les malades qui présentent ce symptôme conservent la vision
centrale ; mais, à quelques millimètres ou centimètres au delà,
commence la zone où rien n'est plus perceptible.

D'après notre opinion, il y a deux sortes d'hémiopie : une, cérébrale, qui se lie intimement aux affections de l'encéphale ; une autre,
rétinienne, qui dépend de l'altération de la membrane nerveuse de
l'œil.

MM. Graefe [1] et Follin [2] distinguent à juste titre deux sortes
d'hémiopie cérébrale : *l'hémiopie homonyme* et *l'hémiopie croisée.*
Dans la première, il arrive ordinairement que la moitié droite ou
gauche du champ visuel est abolie simultanément dans les deux
yeux. Ces deux formes se rencontrent, en effet, très-fréquemment ; et,
à l'appui de cette opinion, nous dirons qu'il nous est souvent arrivé
d'observer que les malades perdaient leur champ visuel externe
dans l'œil droit, et interne dans le gauche ; cette diminution était
ordinairement limitée par une ligne verticale bien tranchée. Cette
forme d'hémiopie est très-gênante, et de près ou de loin, le trouble
de la vue ne permet de distinguer nettement aucun objet. Dans
l'hémiopie croisée, on observe que la moitié externe ou interne du
champ visuel de chaque œil est complétement obscure. Lorsque
l'anesthésie rétinienne porte sur les parties internes de cette
membrane, et que ses parties externes fonctionnent bien, il y a une
superposition des images, et le malade distingue bien les objets
très-fins ; il lit même le n° 1 de l'échelle de Jaeger, mais ce n'est
qu'avec peine qu'il réussit à se conduire, principalement le soir.
Dans le cas où les deux moitiés externes du champ visul sont abo-

1. *Archiv f. Ophth.,* t. II, abt. ii, p. 286.
2. *Loc. cit.,* p. 162.

lies, ce qui ne se rencontre, du reste, qu'exceptionnellement, il y a alors une gêne beaucoup plus grande et même impossibilité pour le travail ; en même temps, la faculté de se diriger est sensiblement diminuée.

A en juger par cette description, l'hémiopie homonyme ou croisée, et par conséquent l'hémiopie cérébrale, doit toujours être latérale ; en effet, c'est une règle générale et absolue, nous ne connaissons, pour notre part, aucun fait positif, dans lequel l'affection cérébrale ait occasionné une hémiopie supérieure ou inférieure isolée, à moins que ce ne soit une forme de rétrécissement simultané et circulaire de tout le champ visuel. Une hémiopie supérieure ou inférieure est, selon nous, le symptôme constant d'une affection oculaire, telle que décollement rétinien, ou choroïdite exsudative, amenant une compression partielle de la membrane nerveuse. L'un et l'autre cas se sont présentés, il y a peu de temps, à notre observation ; ils pouvaient être facilement confondus avec les affections centrales.

Quelle est la cause directe de cette diminution régulière du champ visuel ? Nous la trouvons dans la structure anatomique des bandelettes optiques et dans leur entre-croisement dans le chiasma.

Nous savons, en effet, que l'entre-croisement des fibres du nerf optique dans le chiasma ne s'opère qu'entre les moitiés internes, tandis que les fibres externes ne sont point croisées, et se rendent directement d'un hémisphère à l'œil correspondant (voir la figure, p. 29). D'où il résulte que, lorsqu'une hémiopie est homonyme, ce qui est le plus fréquent, et qu'il y a une abolition de la vue du côté droit de chaque œil, l'hémiopie est évidemment due à une lésion située dans l'hémisphère cérébral gauche, parce que le champ visuel externe ou droit de l'œil droit et l'interne ou droit de l'œil gauche correspondent à la moitié interne de la rétine droite et à la moitié externe de l'œil gauche. Or, l'une et l'autre partie reçoivent leurs fibres de l'hémisphère gauche, comme on peut en juger par la même figure. Dans une hémiopie croisée, par exemple quand le champ visuel externe à droite et à gauche est paralysé, la compression doit se trouver au centre du chiasma ou dans les tubercules postérieurs, qui donnent des fibres aux moitiés internes des deux rétines. Dans une hémiopie interne des deux côtés, il faut que ce soient les fibres externes des bandelettes optiques, ou les tubercules quadrijumeaux antérieurs qui présentent des lésions.

On voit combien est simple et ingénieuse l'explication de ce phénomène curieux, qui a déjà si vivement préoccupé Wollaston. Il est vrai que cette manière de voir n'est pas complétement partagée par quelques-uns de nos savants confrères [1]; mais les observations journalières confirment cette opinion. Si quelques doutes subsistent encore à ce sujet, notamment quand il s'agit d'expliquer une hémiopie supérieure ou inférieure, il suffira d'examiner attentivement la rétine et la choroïde, et on trouvera, nous en sommes persuadé, la cause de ce symptôme.

Tels sont les caractères essentiels de cette forme d'amblyopie, qui porte le nom d'*hémiopie, visus dimidiatus,* et que l'on considérait, il y a peu d'années encore, comme une affection idiopathique. Actuellement, elle n'est avec raison considérée que comme un symptôme très-caractéristique de certaines affections cérébrales.

§ III. — Dyscromatopsie.

La dyscromatospie est l'état dans lequel l'œil perd la faculté de distinguer les couleurs; comme nous l'avons déjà remarqué, c'est un des symptômes utiles dans les affections du nerf optique, notamment celles qui se lient aux affections cérébrales. Pour mieux faire comprendre la signification pathologique de ce phénomène, nous rappellerons quelques notions générales et physiologiques.

La physique admet deux sortes de couleurs : 1° la couleur *physique* ou *matérielle*, répandue dans le monde extérieur et qui arrive sans changement à la rétine ; 2° la couleur *apparente,* que l'œil perçoit sous l'influence des lois de la réfraction ou d'une sensation individuelle du système nerveux visuel. L'une et l'autre présentent des couleurs *principales* ou *primitives,* qui ne se décomposent point et dont le mélange concourt à former la lumière blanche; et les couleurs *complémentaires,* constituées par le mélange des deux cou-

1. Giraud-Teulon, *loc. cit.*, p. 536 et 588.

leurs principales qui sont, d'après Brewster et Young, le rouge carmin), le jaune (gomme-gutte) et le bleu (bleu de Prusse). Les couleurs complémentaires sont ainsi composées : le violet, du bleu et du rouge ; le vert, du jaune et du bleu ; l'indigo, du rouge et du bleu ; et l'orangé, du jaune et du rouge.

Toutes ces couleurs sont dénaturées par des couleurs voisines ; et, de même que le noir paraît plus noir près du blanc, de même, les autres couleurs changent de nuance lorsqu'elles se trouvent à côté d'autres. Ainsi, le rouge reflète du vert ; le bleu répand de l'orangé, et le jaune du violet. D'après M. Chevreuil, ce sont aussi des couleurs complémentaires. C'est donc un phénomène physiologique qu'il ne faudrait pas confondre avec les apparitions morbides.

L'œil normal possède la faculté de percevoir toutes les différentes couleurs principales, aussi bien que les couleurs complémentaires, mais à un degré très-varié et souvent incomplet. En général, la rétine normale distingue difficilement l'homogénéité et les différentes nuances d'une même couleur.

Quelquefois la rétine réunit les impressions produites par deux couleurs différentes, placées à côté l'une de l'autre, et ne les perçoit que comme une seule couleur composée ; mais cela s'observe surtout dans une rétine dont la sensibilité est exagérée par suite d'un état pathologique quelconque.

Un œil normal doit percevoir toutes ces différentes couleurs ; et il n'est pas fréquent de rencontrer des personnes chez lesquelles cette faculté soit abolie, ou sensiblement affaiblie de naissance, ou par l'effet des maladies ; c'est à tort qu'on a donné à cet état le nom de *daltonisme* ; nous préférons l'appeler avec les Anglais *cécité des couleurs* (*colour blindness*). Le célèbre chimiste Dalton a décrit le premier cette affection dont il était atteint.

M. Szokalski [1] distingue dans cette maladie cinq différentes classes ; il prend pour base de cette classification le nombre plus ou moins grand des couleurs qui font défaut. Tout en rendant justice au travail laborieux de notre compatriote, nous partageons l'opinion de MM. Desmarres et Follin qui ne reconnaissent que deux variétés : ou les individus ne distinguent point de couleurs, et les objets leur

1. *Annales d'oculist.*, 1840, t. III.

paraissent blancs ou noirs; ou bien ils ne perçoivent que quelques couleurs.

Cette affection est souvent héréditaire et peut se perpétuer dans certaines familles pendant plusieurs générations.

Il n'est pas rare non plus de rencontrer la cécité des couleurs acquise. Mackenzie, Wilson et Esquirol ont observé des cas semblables, occasionnés par l'usage des spiritueux ou par des congestions cérébrales. Notre observation personnelle nous a confirmé dans cette manière de voir, et nous avons remarqué que les amblyopies alcooliques sont souvent accompagnées de la cécité des couleurs. Dans les affections du nerf optique consécutives aux maladies cérébrales, il y a fréquemment aussi perte de la faculté de percevoir certaines couleurs, ce qui ne se rencontre point dans les excavations glaucomateuses.

Dans les rétinites pigmentaires et les rétino-choroïdites syphilitiques, les malades confondent aussi le bleu avec le vert, et ce dernier avec le noir.

Ces faits démontrent suffisamment que la cécité des couleurs peut être la conséquence des affections de l'appareil nerveux optique, et il est indispensable d'examiner les malades atteints d'un affaiblissement de la vision au point de vue de la perception des couleurs.

§ IV. — Photopsie.

On sait depuis bien longtemps que l'irritation du nerf optique, de quelque nature qu'elle soit, produit une impression lumineuse. Ainsi M. Serre, d'Uzès, a démontré que la pression du globe avec le doigt produit un phosphène ou spectre lumineux; un coup porté sur l'œil détermine la même impression. Une marche fatigante, une lecture prolongée, lorsque les yeux se sont congestionnés, peut amener un résultat identique. Ces fausses sensations lumineuses s'appellent *photopsies*. Des éclairs, des étincelles, des lueurs de différentes couleurs ressemblant quelquefois à de véritables feux d'artifice, peuvent apparaître devant les yeux dans diverses affections du nerf optique et de la rétine. Tantôt ce sont des bluettes bleues ou blanches, luisantes, semblables à d'innombrables pointes d'épingles; tantôt, des flammes et des clartées uniformes. Ce phénomène se rencontre le plus souvent dans les affections cérébrales du nerf optique, et notamment dans les congestions et les apoplexies de la papille et de la rétine, dans les névrites optiques; nous l'avons encore observé, et quelquefois à un extrême degré, dans une atrophie presque complète de la papille. Il y a peu de temps, nous avons eu occasion d'examiner un malade complétement amaurotique avec atrophie de la papille, suite d'une ataxie locomotrice. Pendant tout le temps de son affection, ce malade vit des éclairs, mais surtout depuis que sa vue s'était complétement éteinte. C'étaient des lumières excessivement vives, blanches, bleues et rouges. apparaissant soudainement, comme l'éruption d'un volcan. « La clarté que je vois autour de moi, disait le malade, « est si vive qu'elle ne diffère en rien de la clarté ordinaire du jour; « mais ce qui m'étonne et me désespère, c'est que cette clarté ne « me sert à rien pour me conduire, elle n'éclaire pas du tout la « chambre ni les objets qui m'entourent. » Nous avons aussi rencontré des malades se plaignant d'avoir devant leurs yeux une lumière en forme de clarté ou de cercle lumineux, et plus ils la fixaient, plus elle s'éloignait.

§ V. — Vision irisée ou colorée (chrupsie).

C'est un état morbide dans lequel les objets lumineux paraissent entourés de cercles colorés, d'arcs-en-ciel, ou bien teints eux-mêmes d'une façon différente.

Le phénomène d'arcs-en-ciel est le signe précurseur d'un glaucome, et il est dû à une compression du nerf optique. Cependant, l'apparition des cercles d'arc-en-ciel peut se rencontrer dans d'autres affections, notamment dans les névrites optiques[1]; mais les arcs-en-ciel qui accompagnent cette dernière affection se voient aussi les yeux fermés, ce qui n'a pas lieu dans un glaucome.

Il y a une autre forme de la vision irisée, que l'on retrouve dans

1. *Annales d'oculist.*, 1865, mai et juin, p. 203.

les affections rétiniennes, c'est l'apparition de taches de différentes couleurs sur les objets examinés. Ainsi, en fixant une surface blanche, le malade voit des taches rouges, vertes, violettes, etc. Les hyperesthésies rétiniennes et les apoplexies de cette membrane peuvent donner lieu à ce trouble. Ce signe n'a d'ailleurs que peu d'importance; il en est de même de cette autre forme de la vision colorée, dans laquelle les malades voient tout en vert, en jaune ou en bleu. Dans cette perversion bizarre de la vision, ils semblent voir par moments tous les objets d'une seule et même couleur, probablement par suite d'une irritation spéciale du cerveau ou de la rétine. Le docteur Brenner [1] raconte qu'ayant fait prendre pendant quelque temps de la santonine à une jeune fille, celle-ci voyait pendant une journée tout en jaune. Il y avait évidemment là une sorte d'intoxication de la rétine et du nerf optique, qui a amené cette anomalie. La même chose doit avoir lieu dans l'ictère grave, lorsque les malades voient tous les objets colorés en jaune. C'est un phénomène très-rare, puisque M. le professeur Grisolle ne croit pas l'avoir encore rencontré. On ne peut cependant pas nier son existence, et, pour notre part, nous l'avons observé déjà trois fois. L'année dernière, M. Hérard, agrégé distingué de la faculté de Paris, nous a appelé pour examiner un malade de la salle Sainte-Jeanne de l'Hôtel-Dieu; c'était un malade atteint depuis trois ans d'un ictère grave, par suite d'une affection organique du foie. En 1864, pendant l'été, il a été pris d'un affaiblissement nocturne de la vue, au point que le soir il ne pouvait pas marcher dans la salle. C'est vers le soir aussi que tous les objets lui apparaissaient verts; il en était de même de la flamme d'une bougie. Le matin, vers huit ou neuf heures, ce trouble disparaissait. Quand on lui présentait un objet rouge, il le voyait de couleur verte, tirant légèrement sur le marron. Quelquefois cet état persistait toute la journée. Une femme de la salle Sainte-Mathilde, n° 23, à Lariboisière, dans le service de M. Hérard, atteinte d'une jaunisse et d'une affection organique du foie et de coliques hépatiques, racontait qu'au commencement de sa jaunisse, elle ne pouvait pas distinguer les couleurs; pendant deux mois, ce trouble persista : tout lui paraissait jaune. Actuel-

---

1. Oestr. Zeitschr. f. *Prakt. Heilkunde*, 1855, p. 300.

Galezowski.

lement, elle voit bien. Cet état ne se produit, selon Morgagni, que lorsque l'humeur aqueuse est fortement imprégnée de la matière colorante de la bile. Pour nous, au contraire, il dépend d'une intoxication ou irritation particulière de la fibre nerveuse elle-même par la matière colorante.

Nous avons observé le même phénomène chez deux phthisiques : un jeune homme dans le service de M. Grisolle et une femme du service de M. Vigla. L'un et l'autre ne présentaient aucun désordre visible à l'ophthalmoscope ; chez le premier, cette aberration de la vision arrivait plusieurs fois dans la journée et disparaissait ; chez la dernière, elle n'a duré qu'un jour.

Mais il y a beaucoup de malades qui perdent pour toujours la faculté de percevoir certaines couleurs ; alors, il existe ordinairement des désordres matériels dans le nerf optique, désordres appréciables à l'ophthalmoscope. La perception du jaune et du vert clair est celle qui se perd le plus rarement ; mais le rouge, le bleu et l'orangé sont fréquemment confondus avec les couleurs complémentaires ou avec le gris. Une malade atteinte d'atrophie incomplète de la papille, consécutive à une méningite qui s'était déclarée dans le courant d'un érésipèle de la face, se plaignit de voir, pendant quelque temps, tous les objets colorés en rose ; puis cela changea au point qu'au moment de notre examen, le rouge cramoisi lui paraissait violet clair, tandis qu'elle confondait le bleu avec un violet plus foncé. Elle pouvait lire le n° 14 Jaeger.

Les amblyopies des femmes hystériques peuvent présenter la même aberration.

CHAPITRE II

CONGESTIONS DE LA PAPILLE

La coloration de la papille du nerf optique est extrêmement variée, suivant les individus et suivant l'âge. Ces variétés sont tellement nombreuses, qu'il faut examiner des milliers d'yeux normaux pour parvenir à distinguer toutes les différences qui existent dans l'état normal. Les congestions ou hyperhémies de la papille ne sont pas aussi fréquentes qu'on l'a cru jusqu'à ce jour ; elles ne sont que très-rarement, nous dirons même exceptionnellement, idiopathiques. Le plus souvent, elles sont symptomatiques d'autres affections de l'œil, du cerveau ou de l'organisme tout entier.

Nous distinguerons deux formes d'hyperhémies de la papille du nerf optique : l'*hyperhémie veineuse* ou *cyanose rétinienne,* et l'*hyperhémie capillaire.*

§ 1. — Cyanose de la rétine.

Au premier abord, la papille du nerf optique n'offre dans cet état rien de caractéristique : sa teinte est presque normale, ses contours ne sont nullement masqués, la transparence du nerf optique et des parties environnantes de la rétine est complétement conservée ; le nombre des vaisseaux capillaires n'est pas non plus augmenté ; mais c'est dans les vaisseaux principaux, et notamment dans les veines, que l'on remarque des changements. Toutes les branches veineuses sont plus grosses qu'à l'état normal, et elles sont en même temps tortueuses ; de temps à autre, elles présentent des varicosités qui s'élèvent, comme M. Schwaigger l'a reconnu, au-dessus du niveau de la rétine. La circulation est sensiblement gênée dans ces vaisseaux ; il y a une sorte de stase ; c'est pourquoi leur coloration est d'un rouge beaucoup plus foncé que dans l'état normal. Mais cette teinte n'est pas partout égale, et, tandis qu'elle est très-foncée au niveau des varicosités et de la bifurcation, dans d'autres endroits elle est plus pâle ; par places même, ces vaisseaux sont transparents et comme vides, tandis qu'ailleurs c'est un vrai coagulum qui semble boucher leur calibre. Ce qu'il y a surtout de remarquable, c'est l'entre-croisement des veines avec les artères. Le plus souvent, ces dernières ne sont pas dilatées, et par contraste paraissent même un peu rétrécies ; mais, comme leurs parois sont plus élastiques et résistent davantage à la pression intra-oculaire, il s'ensuit qu'au point d'entre-croisement avec les veines, elles aplatissent notablement celles-ci et produisent une espèce d'étranglement (voir la fig. 3, planche coloriée). Quelquefois, l'engorgement veineux ne s'observe que dans les branches collatérales du second et du troisième rang ; dans d'autres cas, cette turgescence s'étend, comme Stellwag von Carion l'a déjà signalé [1], jusqu'aux plus faibles rameaux. Ce dernier phénomène ne peut être découvert qu'à l'image droite, à un très-fort grossissement ; il y a un réseau très-fin, rouge foncé, qui se détache visiblement du fond de l'œil plus clair.

Les hyperhémies veineuses peuvent se rencontrer dans les deux yeux à la fois, et à un degré plus ou moins égal, principalement quand elles sont occasionnées par les affections du cœur, telles que l'insuffisance des valvules aortiques. Dans d'autres cas, elles ne s'observent que dans un seul œil et à un degré moins prononcé.

Si c'est une affection cérébrale qui en est la cause, il y a alors le plus généralement un engorgement veineux d'un seul hémisphère cérébral correspondant, comme nous l'avons vu, dans le service de M. Vigla, chez un malade atteint depuis quatre mois d'une hémiplégie gauche, et dont l'œil droit seul offrait les signes bien caractérisés de l'affection dont nous parlons.

En même temps que ce phénomène, on trouve souvent une pulsation très-marquée de la veine centrale, près de son passage par la lame criblée ; mais, comme cela s'observe aussi dans l'œil le mieux constitué et le plus sain, il n'y a, par conséquent, pas lieu de s'en occuper.

Un engorgement veineux, qui aurait duré plus ou moins longtemps, pourrait amener consécutivement des désordres dans les fibres nerveuses elles-mêmes, principalement s'il s'agissait d'une affection cérébrale. Tantôt on découvrira un ramollissement du nerf optique, et une atrophie consécutive ; tantôt, au contraire, on verra se produire une excavation de la papille, si l'état congestif est dû à une pression interne de l'œil exagérée. Quant aux apoplexies, elles accompagnent rarement cet état.

Les *troubles fonctionnels* ne sont pas ici constants ; tantôt il y a

____

1. *Die Ophthalmologie*, IIe vol., 1re partie, p. 557.

une diminution de l'acuité de la vision telle, que les malades distinguent à peine les caractères n° 15 ou 18 de l'échelle de Jaeger, et avec cela le champ périphérique est plus ou moins rétréci ; dans d'autres cas, la vue n'est que légèrement troublée : le malade distingue les caractères ordinaires ; seulement, pour les lire, il doit faire beaucoup d'efforts et fixer longtemps chaque mot. Par moments survient une cécité passagère durant laquelle les malades ne voient que des bluettes et des étincelles de différentes couleurs ; puis la vue revient, mais avec un sentiment de fatigue et de lassitude. Quelquefois, il y a de la photophobie. La possibilité de distinguer les couleurs est ordinairement conservée.

Causes.—D'après notre manière de voir, la cyanose ou hyperhémie veineuse de la rétine n'est presque jamais idiopathique, mais ordinairement provoquée par d'autres affections locales ou générales, qui amènent une gêne de la circulation. Nous pouvons donc diviser les causes de cette affection en deux classes : elles sont *oculaires* et *extra-oculaires*.

Les causes oculaires sont : 1° l'hydrophthalmie ; 2° l'irido-choroïdite avec ou sans augmentation des sécrétions de l'œil. (Nous avons rencontré un cas dans lequel l'œil était ramolli ; l'irido-choroïdite était très-prononcée, et les veines rétiniennes complétement étranglées près de la papille et quelques-unes même à une certaine distance) ; 3° les affections glaucomateuses de l'œil.

Parmi les causes extra-oculaires, nous avons remarqué : 1° les polypes naso-pharyngiens, qui, en traversant la fente sphénoïdale, envahissaient l'orbite, comme l'a très-bien démontré notre savant maître M. le professeur Nélaton, et comprimaient ensuite le nerf optique et ses vaisseaux ; 2° plusieurs autres tumeurs de l'orbite, 2° les tumeurs du cerveau, qui se développent près de la base et amènent l'engorgement de tous les vaisseaux de retour ; 4° les maladies du cœur et notamment les insuffisances aortiques ; et 5° enfin, cette forme d'hyperhémie a été observée par M. Quaglino chez un pellagreux[1].

Le traitement des engorgements veineux de la rétine ne peut jamais être indiqué d'avance ; il doit être complétement subordonné

1. Quaglino, *Sulle malattie interne dell'occhio*. Milano, 1858, p. 39.

au traitement des maladies qui les ont provoqués. Par conséquent, l'examen de la rétine, dans toutes ces affections générales graves, peut être utile seulement comme indication d'un symptôme qui nous permettra de mieux préciser le siége et la nature du mal originaire. Quant à l'œil lui-même, on s'abstiendra de tout traitement actif et énergique. Dans les cas graves, et lorsque la vue sera sensiblement affaiblie, les déplétions locales pourraient être d'une certaine utilité.

§ 11. — Hyperhémie capillaire du nerf optique.

Nous avons démontré, dans notre étude anatomique du nerf optique, que les vaisseaux capillaires de la papille communiquent directement avec les vaisseaux du cerveau ; un état de turgescence ou d'atrophie chez les uns devra donc correspondre à un état identique chez les autres. Si cette corrélation ne s'étend pas au cerveau entier, elle existe du moins pour les racines du nerf optique. L'hyperhémie capillaire du nerf optique présente deux formes différentes : elle est légère et superficielle, ou bien générale et profonde. Diagnostiquer une congestion capillaire n'est pas toujours facile; il n'est pas facile non plus de distinguer si la coloration de la papille est normale, ou si la teinte rouge dépend d'un état pathologique. Dans ce cas, les différences sont si vagues, qu'il est souvent impossible de les saisir : le développement des vaisseaux, chez tel sujet, sera physiologique ; chez tel autre, il sera occasionné par un état pathologique. Ce n'est qu'en étudiant les autres symptômes physiologiques et en comparant l'état des deux papilles, qu'on pourra constater sûrement la congestion légère à son début.

A l'état normal, les deux papilles sont injectées au même degré ; c'est pourquoi la moindre divergence de ce côté nous permettra de diagnostiquer l'affection. On reconnaît, en outre, qu'une partie de la circonférence de la papille est masquée par ses vaisseaux et par un léger trouble qui se produit en même temps dans la substance nerveuse. Souvent, on ne remarque pas de vaisseaux congestionnés, mais on trouve une teinte rouge exagérée sur un côté de la papille,

presque toujours interne. C'est aussi l'injection capillaire des vaisseaux microscopiques qui en est la cause. Cette rougeur est quelquefois si bien limitée, qu'on peut la prendre pour une ecchymose,
tandis que le microscope démontre plus tard qu'elle était due à une
hyperhémie. Dans cette forme légère, la teinte blanche du nerf
s'aperçoit toujours distinctement dans les intervalles des vaisseaux,
comme on peut le voir sur la figure 3 de la planche coloriée.

Il y a une autre forme de congestion capillaire, dans laquelle le
doute n'est plus possible ; c'est la congestion générale ou profonde.
Là, toute la papille est tellement injectée, l'hyperhémie du nerf optique si complète, qu'il suffit d'un moment d'attention, comme le dit
M. Desmarres, pour la reconnaître, parce qu'elle est comme noyée
dans les vaisseaux. La rougeur de la papille est la même que celle
du reste du fond de l'œil, et on ne la retrouverait pas, si on n'apercevait pas le point d'émergence des vaisseaux centraux. C'est là
qu'on remarque souvent une tache blanche, arrondie, de 3 à 4 millimètres de diamètre, et qui n'est autre chose que la partie déprimée
ou excavée de la papille, dépourvue de vaisseaux. Dans cette
forme d'hyperhémie, les vaisseaux centraux conservent très-souvent leur volume normal, ce qui prouve encore mieux combien la
circulation capillaire, venant du ceeveau, est indépendante de celle
des vaisseaux qui naissent de l'artère ophthalmique. Il est, dans ce
cas, presque impossible de distinguer les artères des veines ; quelquefois, cependant, la prédominance est notable du côté des vaisseaux capillaires veineux, qui sont extraordinairement développés
et tortueux, comme on le remarque par exemple dans la fig. n° 4
(planche coloriée). L'état variqueux, la teinte foncée et le volume
considérable qu'acquièrent les capillaires, ne laissent plus de doute ;
il s'agit ici des branches veineuses.

Dans cette forme d'hyperhémie, les apoplexies peuvent se produire en plus ou moins grande quantité, et cette complication a
atteint une très-grande proportion dans le cas représenté dans la
figure n° 2.

Dans une hyperhémie capillaire moins prononcée, on remarque
très-souvent une infiltration séreuse de la papille et dans les parties environnantes de la rétine, infiltration qui se prolonge quelque-

fois le long des vaisseaux ; cet état constitue déjà un degré plus avancé de la maladie, et indique une inflammation de la membrane nerveuse.

Nous verrons bientôt quelles sont les causes occasionnelles de cette altération, et nous montrerons que, le plus souvent, elle est observée dans les affections cérébrales ; alors elle affecte fréquemment les deux yeux, quoiqu'à un degré différent. Lorsqu'elle se développe sous l'influence d'une cause locale, oculaire par exemple, elle est ordinairement uni-oculaire. Quant au reste du fond de l'œil, il ne présente presque jamais aucun changement, malgré les assertions de Stellwag, pour qui cette affection est presque toujours accompagnée de congestion de la choroïde. Nos propres recherches nous ont amené à affirmer que, dans la grande majorité des cas, ces deux états sont tout à fait indépendants ; et, dans une hyperhémie des papilles due aux affections cérébrales, il n'y a ordinairement rien d'anormal dans les vaisseaux de la choroïde. Pour que la congestion de la papille se produise sous l'influence d'une choroïdite, il faut que cette dernière soit bien prononcée, et que la choroïde présente des désordres bien marqués, tels qu'une atrophie choroïdienne disséminée subaiguë, ou bien qu'il y ait une hypersécrétion considérable des humeurs de l'œil et une pression interne exagérée, dans le glaucome aigu commençant, par exemple. Quant aux congestions simples de la choroïde, il est tout à fait impossible de constater leur présence à l'aide de l'ophthalmoscope.

Symptômes fonctionnels. —Dans la forme légère d'hyperhémie, les malades se plaignent habituellement d'une lassitude oculaire, d'une sensation de gêne qu'ils éprouvent après chaque effort de travail. L'œil est en même temps douloureux ; les paupières sont comme tendues, pesantes, alourdies ; le malade ressent dans les tempes une souffrance sourde et indéfinie. Ces symptômes sont accompagnés d'étourdissements très-persistants et quelquefois même de douleurs de tête. Par moments, le sujet a des éblouissements ; des lumières et des éclairs de toutes les couleurs passent devant ses yeux. Quelquefois, ce sont des mouches noires, blanches ou colorées.

Toutefois, ces symptômes de photopsies, de chrupsies et de scotômes ne sont bien accusés que dans la congestion générale de la papille. Dans cette forme, ils s'aggravent considérablement : le trouble de la vision est tel que les malades assistent pour ainsi dire à de véritables feux d'artifice ; tantôt ce sont des ronds ou des boules rouges, jaunes ou blanches qui voltigent dans l'air; tantôt des fusées qui éclatent. Nous avons rencontré des malades qui voyaient comme des branches d'arbre ramifiées et suspendues dans l'air. Stellwag von Carion signale un. autre phénomène : ce sont des cercles lumineux ou foncés, s'élargissant ou se contractant d'une manière rhythmique, expression de la pulsation des vaisseaux rétiniens, que le malade voit se reproduire devant lui dans l'air (*Pulsirende Figur*). Jusqu'à ce jour, on avait pensé que la photophobie était un signe caractéristique de l'atrophie; telle n'est pas notre opinion ; on peut la constater quelquefois, mais le plus souvent elle fait défaut, comme nous avons pu l'observer chez des malades de la clinique du docteur Desmarres père. Jaeger considère pourtant ce symptôme comme constant, et il engage même de ne faire l'examen ophthalmoscopique qu'avec des miroirs faibles, par exemple celui de Helmholte modifié par lui, afin de prévenir les récidives après une amélioration obtenue.

Il serait inutile de suivre cette recommandation dans tous les cas où l'on trouverait une photophobie, même lorsqu'elle ne serait pas accompagnée d'hyperhémie. Il nous est permis de penser que la photophobie ne doit pas être considérée comme un symptôme de la congestion rétinienne, mais plutôt comme l'expression d'une hyperesthésie de la rétine ou du système nerveux ciliaire. Beaucoup de malades atteints de congestions de la papille la plus prononcée nous ont affirmé qu'ils supportaient plus facilement la lumière du soleil qu'ils n'auraient pu le faire avant la maladie. Evidemment, il y avait là une sorte de dépression fonctionnelle, à la suite de laquelle la transmission de la lumière au cerveau se faisait plus difficilement.

L'acuité de la vision n'est pas sensiblement diminuée, lorsque l'hyperhémie est légère; mais à un degré plus prononcé, principalement quand elle est due à une affection cérébrale, la vue est affaiblie au point que les malades lisent à peine les caractères n°s 15 ou 20 de Jaeger.

Lorsque la congestion sera provoquée par un décollement de la rétine, la vision centrale sera tout à fait perdue, et il y aura en même temps un rétrécissement latéral du champ visuel ; seulement, ces désordres fonctionnels ne pourront pas être rapportés à la congestion, mais bien au décollement rétinien.

Le début de l'hyperhémie profonde du nerf optique est ordinairement brusque, lorsqu'elle se développe sous l'influence d'une cause cérébrale ; les congestions légères, au contraire, s'annoncent lentement et leur marche est oscillante ; tantôt elles diminuent, tantôt elles s'aggravent. Une fois la maladie déclarée, elle devient chronique et peut rester stationnaire pendant très-longtemps. Elle persiste alors des mois, des années même, présentant des alternatives journalières en rapport avec la digestion, l'excitation morale, l'exposition à une température élevée, à une action prolongée d'une lumière très-vive, etc. Cette congestion à accès répétés rend ceux qui en sont atteints incapables de tout travail, bien que la vue ne soit pas très-affaiblie.

Causes. — La nature des congestions capillaires du nerf optique est très-variée ; elle dépend aussi de causes très-nombreuses et différentes. Nous les examinerons en distinguant les causes locales ou oculaires des causes cérébrales.

Les hyperhémies idiopathiques, celles qui sont provoquées par une irritation vive, directe de la rétine, par l'effet de la lumière, sont très-rares. C'est aussi l'opinion de M. Pilz [1], de Prague. Elles se rencontrent ordinairement chez les chauffeurs et les mécaniciens des chemins de fer.

Les congestions symptomatiques d'asthénopie ou de défaut de réfraction s'observent encore plus rarement ; mais il y a beaucoup d'autres affections qui occasionnent une hyperhémie rétinienne. Ainsi, les maladies des membranes internes de l'œil, telles que les apoplexies plus ou moins étendues de la macula, les décollements rétiniens, les choroïdites atrophiques disséminées et les glaucomes commençants provoquent des congestions.

1. Pilz, *Lehrbruch der Augenheilkunde.* 1859, p. 570.

Nous ne saurions trop insister sur la nécessité qu'il y a de rechercher la cause de l'hyperhémie du nerf optique ; l'emploi de l'ophthalmoscope la fera aisément découvrir.

Les maladies cérébrales, notamment les congestions du cerveau, donnent souvent lieu à des congestions du nerf optique. Et, comme les causes prédisposantes ou efficientes des congestions cérébrales sont, selon MM. Grisolle, Andral, Calmeil, etc., l'abus des boissons alcooliques, la suppression d'une hémorrhagie constitutionnelle, l'anévrisme du ventricule gauche, ou l'hypertrophie du cœur, les émotions morales, etc., il faut par conséquent admettre que ces mêmes causes peuvent être occasionnelles de l'hyperhémie papillaire. Chez deux femmes atteintes d'hyperhémie prononcée des papilles, nous avons pu constater l'influence non douteuse de chagrins très-vifs. « Chez quelques femmes, dit M. Andral, elles se montrent (les hyperhémies cérébrales) d'une manière régulière au retour de chaque époque menstruelle [1]. » Nous avons observé quelquefois la même périodicité dans l'apparition des congestions de la papille ; entre autres, chez la malade du service de M. Hérard, qui présentait une injection capillaire de la rétine et de la papille consécutive à la maladie du cœur. Cette femme n'a jamais été réglée, mais tantôt elle crache du sang au moment de l'époque, tantôt de violentes épistaxis se manifestent, ou enfin la vue, qui est très-trouble, s'affaiblit notablement, et il se produit des éblouissements, des fusées passent devant les yeux, et les papilles se congestionnent plus que d'habitude.

Diagnostic différentiel. — Nous avons déjà dit plus haut combien il était difficile de reconnaître une faible congestion de la papille, à cause de la variété considérable qu'on remarque dans la coloration des papilles normales. Ce n'est qu'à force d'examiner beaucoup d'yeux sains qu'on parviendra à différencier la coloration normale de la coloration pathologique. L'examen des symptômes physiologiques est, dans ces cas, absolument indispensable ; ce sera un puissant auxiliaire pour le diagnostic. On verra, en outre, si les deux papilles sont de la même teinte ; une différence de teinte entre ces deux membranes ne pourra être que pathologique. En vérifiant

1. *Clinique médicale*, tome V, p. 246.

l'acuité de la vision, on s'assurera s'il n'y a pas de fatigue d'accommodation, d'hypermétropie, d'astigmatisme ou tout autre défaut de réfraction, troubles qui pourraient parfaitement simuler les congestions de la papille, et qu'il est cependant facile de corriger sur-le-champ à l'aide de lunettes convenablement appropriées. Ainsi, on recherchera l'hypermétropie, en essayant les lunettes biconvexes n° 10 pour la lecture ou pour la vision à distance ; on constatera la présence ou l'absence de l'astigmatisme en faisant regarder le malade à travers une fente verticale ou horizontale (lunettes d'essai de Donders).

Reconnaître une congestion forte des papilles n'est pas difficile. Il n'y a qu'une seule maladie qui pourrait donner lieu à des méprises, c'est la névrite optique ; mais, dans cette dernière affection, s'il y a aussi de la congestion, il y a encore d'autres symptômes que nous étudierons bientôt.

Il est beaucoup plus difficile de reconnaître la nature d'une congestion ainsi que sa cause, ce qui est pourtant indispensable. Une exploration méthodique nous aidera à résoudre cette question délicate.

Quand une congestion de la papille est constatée avec l'ophthalmoscope, on cherche d'abord s'il n'y a pas d'épanchement du côté de la macula, de décollement de la rétine, de choroïdite atrophique ou syphilitique ; toutes ces maladies peuvent donner lieu à une congestion avec ou sans infiltration. Les apoplexies qui ne reconnaissent pas pour cause une diathèse constitutionnelle, les décollements rétiniens, s'observent ordinairement dans un seul œil ; la congestion cérébrale est, au contraire, binoculaire. Les choroïdites sont aussi binoculaires ; mais, dans les congestions dont la cause est cérébrale, il n'y a rien du côté de la membrane vasculaire de l'œil, contrairement à ce qu'on remarque dans les choroïdites.

Traitement. — Le traitement doit être institué en rapport avec la cause de la maladie ; mais, comme le travail expose à des fatigues et à des congestions continuelles, il faut, avant tout, interdire aux malades toute application des yeux. On leur recommandera, en outre, d'éviter toute espèce d'émotions morales. Ils seront sobres dans leur régime et leurs boissons, éviteront de s'exposer à l'action

d'une température élevée, qui pourrait occasionner de la congestion
à la tête ; les pieds seront, au contraire, tenus le plus chaudement
possible. De temps en temps, on ordonnera des bains de pieds à la
moutarde ou aux acides. Si ces moyens ne réussissent pas, on
mettra des sangsues, soit aux apophyses mastoïdiennes, soit à l'anus;
des ventouses sèches ou scarifiées seront appliquées dans le dos une
ou deux fois par semaine ; les purgatifs pourront en même temps
être prescrits avec avantage. Les compresses d'eau froide sur
les yeux pendant une à deux heures, renouvelées plusieurs fois dans
la journée, sont employées avec beaucoup de succès ; mais il faut
que la température de ces compresses soit toujours basse et, autant
que possible, égale. Au lieu des compresses, qui se réchauffent
très-vite, nous préférons des sacs en peau de baudruche remplis de
glace broyée ; cette pratique nous a souvent donné des résultats
très-satisfaisants.

Dans le cas de congestions qui se développent sous l'influence
des affections choroïdiennes, d'une atrophie choroïdienne disséminée, par exemple, le traitement doit être dirigé contre l'affection
principale.

M. Sperino a très-souvent employé l'évacuation répétée de l'humeur aqueuse contre les congestions de la papille[1] ; ce moyen peut
être utilement appliqué dans les cas où l'affection est locale et
quand elle est liée à une maladie quelconque de la choroïde ou à
une pression interne exagérée.

1. Spérino, *Sur l'évacuation répétée de l'humeur aqueuse dans les maladies de l'œil.*
Turin, 1862.

CHAPITRE III

APOPLEXIE DE LA PAPILLE DU NERF OPTIQUE
ET DE LA RÉTINE

(Fig. n°ˢ 2 et 3 de notre planche coloriée.)

L'apoplexie de la papille du nerf optique et celle de la rétine étaient connues bien longtemps avant la découverte de l'ophthalmoscope. J. May [1] a observé un cas dans lequel le sang épanché remplissait une large poche formée dans l'épaisseur du nerf optique. Carron de Villards [1] a décrit les apoplexies de la rétine qu'il a pu observer dans l'épidémie de typhus sévissant en Italie en 1847. Mais, depuis la découverte de l'ophthalmoscope, les observations se sont multipliées, et rien n'est plus facile que de diagnostiquer une apoplexie. Si la présence de cette affection est facile à constater, il est loin d'en être de même de sa nature. C'est sous ce point de vue que nous l'envisagerons de préférence.

Les apoplexies se rencontrent rarement dans le nerf optique seul; elles sont le plus souvent répandues en même temps sur une étendue plus ou moins grande de la rétine. Très-souvent même la papille ne contient point de taches apoplectiques, tandis que la rétine en est remplie.

Les hémorrhagies rétiniennes se manifestent le plus souvent sous forme de taches d'un rouge vif répandues en nombre plus ou moins grand aux environs de la papille. Ces taches présentent diverses particularités sous le rapport de leur *forme,* de leur *grandeur*, de leur *coloration* et de leur *position*.

La *forme* des taches apoplectiques est très-variée; elle dépend de la position ainsi que de la nature de l'affection rétinienne elle-même.

Le plus souvent elles sont irrégulières, à contours mal limités et se confondant insensiblement avec le fond de l'œil. Dans d'autres

---

1. *Beitrage zur Augenheilk.* Ig. May, Wien, 1850, p. 24.
2. *Gazette médicale de Paris*, 1830.

cas, leurs contours sont plus ou moins arrêtés ; leur forme est oblongue ou radiaire, bien accusée, lorsqu'elles occupent la couche des fibres nerveuses, comme l'a démontré Schwaigger, ou quand le sang épanché s'infiltre dans le tissu cellulaire qui entoure les vaisseaux capillaires, comme nous l'avons observé nous-même dans des cas de rétinite albuminurique. Les épanchements de sang qui ont lieu du côté de la macula prennent très-souvent la forme d'un disque rond, deux ou trois fois plus grand que la papille, et dont les bords sont bien franchement limités. Là, tous les vaisseaux de la rétine sont en général masqués, cachés derrière cette tache sanguine ; probablement parce que le sang épanché près de la macula traverse la membrane limitante et fait une suffusion entre cette dernière et la membrane hyaloïdienne. Dans d'autres parties de la rétine, le sang, au lieu de se répandre en avant et du côté du corps vitré, se porte vers sa surface externe et du côté de la choroïde, comme l'a très-bien fait voir M. Graefe [1], qui explique ce phénomène par la résistance plus grande des couches internes cellulo-vasculaires et de la membrane limitante.

Les apoplexies de la papille se portent très-facilement du côté de la hyaloïde, et la perforent même quelquefois en donnant lieu à des flocons du corps vitré, *contrairement à ce qui arrive habituellement.*

La *grandeur* des taches apoplectiques et leur *nombre* n'ont rien de constant : elles peuvent acquérir des dimensions assez considérables pour recouvrir une grande étendue de la rétine et du nerf optique ; dans d'autres cas, elles sont petites et disséminées, séparées tantôt par des parties saines, tantôt unies par une sorte d'infiltration séreuse ou d'ecchymose, comme le montre la figure n° 2 de la planche coloriée.

La *couleur* des épanchements n'est pas partout la même : on voit au centre ou vers un des bords une teinte plus pâle, rosée, tandis que dans un autre point les globules de sang, en s'accumulant, donnent à la plaque une teinte beaucoup plus foncée, quelquefois même noirâtre, principalement lorsque l'apoplexie date de long-temps. A côté des taches apoplectiques rouges, on rencontre sou-

<hr>

1. *Archiv f. Ophth.*, v. Graefe, B. VI, A. II, p. 259.

vent des taches blanches, à contours irréguliers frangés ; on les voit en grande quantité dans les apoplexies albuminuriques et plus rarement dans celles qui reconnaissent une autre cause. Dans les apoplexies de la macula, nous avons vu souvent les infiltrations rétiniennes s'étendre depuis le point apoplectique jusqu'à la papille. Ce sont des exsudations séreuses ou plastiques qui disparaissent dans le courant de la maladie, bien avant la résorption du sang.

Dans les vaisseaux qui se trouvent au voisinage de l'apoplexie, on remarque quelques changements : Il y a une interruption dans le trajet du vaisseau injecté, ses parois sont aplaties, principalement à son extrémité centrale qui se rend à la papille. Il y a des cas dans lesquels la papille est parsemée de petites taches rouges microscopiques, qui donnent un aspect maculé à cette partie du nerf optique, et que M. Follin compare à ce qu'on a appelé dans les maladies cérébrales le *sablé hémorrhagique*.

En examinant attentivement ces taches sanguines par le procédé de l'image droite, on reconnaît l'endroit du vaisseau rompu ; dans ce point, il est ordinairement aplati et se laisse difficilement reconnaître sur une certaine étendue, puis il reparaît de nouveau, mais plus pâle et plus fin. Quelquefois, la partie des vaisseaux se trouvant au delà de l'apoplexie s'atrophie et se présente comme un vaisseau blanc, se ramifiant régulièrement jusqu'à *l'ora serrata*. Les artères seules subissent cette transformation dans les cas où elles se vident par suite d'un processus athéromateux ou d'une rupture d'un anévrisme.

Nous avons publié (*Gaz. des hôp.*, 1861, n° 68) un cas de ce genre. Nous croyons utile de reproduire, en l'abrégeant, la description que nous avons donnée : La papille du nerf optique était atrophiée, blanche, avec le centre un peu grisâtre. Les vaisseaux centraux étaient sensiblement diminués de volume. Dans la partie supérieure et externe (image renversée), on voyait un épanchement de sang A, figure ci-contre, sur le trajet de l'artère, et une tache exsudative à côté. A partir de cette tache apparaissait un vaisseau blanc B qui avait la forme, la direction et le volume d'une artère ramifiée ; c'était une artère atrophiée.

L'atlas de M. Liebreich contient quelques exemples du même

genre. Quelquefois les vaisseaux qui sont rompus se trouvent bordés par des exsudations blanches oblongues.

Les épanchements peuvent occuper les différentes parties de la rétine ; ils peuvent être disséminés sur une grande partie de cette membrane, mais rarement ils atteignent l'*ora serrata*. Quant au

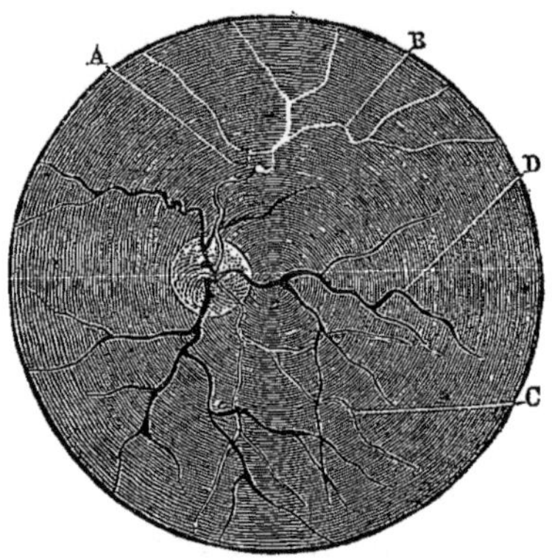

point d'élection, nous pouvons dire que la macula est sujette aux apoplexies vingt fois sur cent, et la papille dix fois. Les recherches statistiques établissent aussi que sur 100 malades, il y en a au moins 50 dont les deux yeux sont frappés d'apoplexie. Sur ce nombre, on compte 20 albuminuriques, 10 cas d'affections cérébrales ; les autres se rapportent aux maladies du cœur ou autres causes générales. Les épanchements sanguins qui dépendent des affections cérébrales, cardiaques ou de l'albuminurie, sont très-graves ; de même, les apoplexies de la macula sont plus dangereuses que les autres, à cause des désordres qu'elles produisent dans la couche des cellules ganglionnaires et des bâtonnets ; il résulte de là que sur un nombre donné d'apoplexies rétiniennes, deux tiers des cas ont plus ou moins de gravité. En faisant le pronostic, il faudra donc se tenir sur la réserve et chercher avant tout à déterminer soigneusement le siége et la cause de la maladie.

Les *signes fonctionnels* ne sont jamais constants et n'ont à eux seuls qu'une valeur relative ; mais ils peuvent contribuer au diagnostic différentiel dans les cas douteux. Le malade perd subite-

Galezowski.   5

ment la vue sans aucun symptôme précurseur. Cette perte n'est jamais complète, tantôt la vision centrale seule est abolie quand l'apoplexie est dans la macula ; tantôt il n'y a qu'un affaiblissement général de la vue, tous les objets se présentent voilés par un brouillard gris épais ; souvent ils paraissent rouges, bruns ou violets. Le trouble n'est d'habitude que partiel et limité à une seule partie du champ visuel, mais cette abolition n'est pas semblable à celle qui se produit dans un décollement, ce qui permet de faire le diagnostic sans ophthalmoscope. La présence des quatre phosphènes est aussi un signe qui permet de distinguer une apoplexie d'un décollement ; car, dans cette dernière affection, le phosphène correspondant à la partie décollée de la rétine manque.

Causes. — Les apoplexies se développent ordinairement sous l'influence des maladies du cœur, de la suppression ou des irrégularités des menstrues, d'une suppression d'écoulement hémorrhoïdal, quelquefois d'efforts pour soulever un fardeau, de coups reçus à la tête, etc. Dans tous ces cas, la maladie est presque toujours uni-oculaire.

Parmi les affections générales de l'organisme, nous devons signaler, comme cause des apoplexies de la rétine, l'albuminurie, les maladies du cœur et celles du cerveau, et enfin quelquefois la polyurie et l'hémorrhaphylie ; alors l'apoplexie est binoculaire.

Il y a quelques années, nous avons pu examiner, grâce à l'obligeance de M. le professeur Trousseau, un malade de son service atteint d'une hémorrhaphylie avec perte de connaissance, coma et autres symptômes cérébraux. L'exploration ophthalmoscopique, faite en présence de M. le docteur Dumontpallier, chef de clinique, nous a dévoilé l'existence de larges taches rouges-apoplectiques sur les deux papilles et la rétine. Dans un cas de polyurie très-avancée, nous avons trouvé aussi des apoplexies ; mais elles étaient moins nombreuses que dans les autres affections générales.

M. Follin a observé les hémorrhagies rétiniennes dans la cachexie cancéreuse, principalement vers sa fin ; toutefois, il n'a pu découvrir concurremment des productions cancéreuses dans la rétine[1]. Nous avons rencontré des apoplexies dans des rétinites

1. *Mémoires et comptes rendus de la Société biologique*, 1862, IVe vol., 3e série.

syphilitiques et dans des tumeurs fibro-plastiques du nerf optique.

Diagnostic différentiel. — La difficulté du diagnostic d'une
apoplexie rétinienne peut dépendre d'un trouble du corps vitré.
Nous recommandons dans ces cas de faire l'examen le matin, avant
que le malade soit levé et avant que le corps vitré se soit troublé par
suite des mouvements de l'œil.

Les taches apoplectiques de la rétine ne pourraient être confondues avec celles de la choroïde : ces dernières sont toujours et
presque exclusivement situées vers l'*ora serrata* et elles ont une
direction transversale ; celles de la rétine sont, au contraire, situées
de préférence près de la papille, et conservent une direction analogue à celle des vaisseaux rétiniens. Dans les affections rétiniennes,
la papille est ordinairement trouble ou congestionnée, tandis que
cela n'a pas lieu dans les affections choroïdiennes.

Les différences entre l'hémorrhagie albuminurique et celle qui
accompagne les affections cérébrales sont parfois difficiles à saisir,
et, pour le praticien, il est important de savoir les définir.

Voici en quelques mots les signes qui caractérisent ces deux
formes :

1° L'apoplexie albuminurique existe ordinairement dans les deux
yeux à la fois et elle se déclare lentement ; dans une affection cérébrale, les deux yeux sont aussi le plus souvent pris, mais la maladie
de la rétine se déclare toujours brusquement ;

2° A l'origine de l'affection albuminurique, la papille n'est pas
sensiblement troublée, et toute l'affection se trouve disséminée
autour d'elle ; dans une affection cérébrale, les plus grands désordres existent dans le nerf optique et dans les parties avoisinantes ; le
reste de la rétine est sain ;

3° Dans l'albuminurie, les vaisseaux de la papille et ceux de la
rétine ne sont pas sensiblement engorgés ; ils sont, au contraire,
variqueux, tortueux et fortement injectés dans des affections cérébrales ;

4° Les épanchements sanguins sont d'une forme irrégulière,
quand ils sont dus aux affections cérébrales, tandis que les taches
albuminuriques sont le plus souvent linéaires, striées ;

5° L'absence des taches graisseuses est excessivement rare dans la rétinite albuminurique ; tandis que c'est à peine si nous les avons trouvées deux fois sur 100 dans les affections cérébrales.

Marche et terminaison.—Débutant en général brusquement, cette maladie cède ordinairement assez lentement, comme toutes les autres apoplexies. Sa durée est très-variable ; rarement inférieure à deux mois, elle se prolonge communément pendant six ou huit mois, jusqu'à un an et au delà, surtout s'il y a en même temps des flocons dans le corps vitré. Les apoplexies albuminuriques disparaissent plus difficilement, et sont remplacées par des taches exsudatives qui les masquent. Dans les affections cérébrales, les apoplexies ne sont que symptomatiques d'une autre affection et ne peuvent par conséquent disparaître, tant que subsiste la cause qui les a produites. Lorsque la maladie est due à une dysménorrhée, à des hémorrhoïdes ou à d'autres causes accidentelles, elle peut guérir ; mais il restera pendant très-longtemps une prédisposition aux récidives.

Le *pronostic* dépend donc tout à fait de la nature de l'affection et aussi en partie de la position et de l'étendue de l'hémorrhagie. M. Desmarres père [1] a dit avec raison que l'épanchement sanguin est plus dangereux dans la macula que dans toute autre partie de la rétine ; là, en effet, un petit épanchement peut abolir à jamais la vision centrale, tandis que des collections sanguines très-abondantes ailleurs l'affaiblissent souvent à peine. Cette terminaison fatale des apoplexies de la macula est due aux destructions que subissent les couches ganglionnaires et celle des bâtonnets, destruction qui se produit presque invariablement à cause de la ténuité considérable de la rétine dans cet endroit.

Les apoplexies de la papille n'ont par elles-mêmes aucune influence sur la vision, à moins de complications inflammatoires du nerf optique dans des affections cérébrales.

Traitement. — Les émissions sanguines locales sont inefficaces dans les apoplexies simples et idiopathiques. C'est plutôt aux applications de compresses d'eau froide et de glace sur les yeux, qu'on devra avoir recours. En outre, il faudra rechercher la cause de l'af-

---

1. *Loc. cit.*, t. III, p. 469.

fection et diriger contre celle-ci toute son attention. Chez les anémiques, il est nécessaire d'agir avec une extrême prudence, et surtout il ne faut pas hasarder un traitement débilitant ; les seuls moyens qui réussissent chez ces malades sont les toniques et les ferrugineux.

Nous avons eu plus d'une fois l'occasion de nous convaincre de l'efficacité de cette thérapeutique, et nons en avons signalé les bons résultats dans une publication antérieure[1].

CHAPITRE IV

NÉVRITE OPTIQUE

On appelle *névrite optique* une affection caractérisée par une infiltration séreuse de la papille du nerf optique, avec saillie et proéminence considérable en avant. C'est donc, comme l'appelle Graefe, une convexité de la papille, à forme hémisphérique, irrégulière, état diamétralement opposé à celui de l'excavation, aussi bien dans sa forme et sa structure que dans sa signification pathologique. En effet, la névrite optique est le plus souvent consécutive à une affection extra-oculaire, cérébrale ou orbitaire, tandis que l'excavation n'est qu'un symptôme de la maladie intra-oculaire.

Les rapports entre cet état de la papille et les affections cérébrales donnent une importance capitale à l'étude de cette altération. Selon nous, la névrite affecte deux formes bien distinctes : névrite proprement dite ou essentielle et névrite péripapillaire ou périnévrite.

§ I. — Névrite optique essentielle.
(Fig. n° 4, planche coloriée.)

Signes ophthalmoscopiques. — Cette maladie se reconnaît trèsfacilement à l'ophthalmoscope ; la papille perd ses caractères ordinaires : elle change de volume, de forme et d'apparence. Elle devient

1. Galezowski, *Observations cliniques sur les maladies des yeux.* Paris, 1862.

en effet beaucoup plus large que dans l'état normal, et ses contours, très-mal accusés, sont fortement boursouflés, infiltrés par une exsudation séreuse, qui rend tout le tissu du nerf, et quelquefois seulement sa partie excentrique, complétement trouble, d'une teinte gris rougeâtre ou gris blanchâtre, que nous nous sommes efforcé de représenter aussi exactement que possible dans la fig. 4. La papille devient ainsi tout à fait opaque; elle est visiblement voilée par une substance particulière d'un gris violet, qui se répand comme un voile tomenteux sur la papille et sur la partie adjacente de la rétine.

Par suite de cette infiltration, le disque optique est fortement tuméfié; ses bords deviennent très-irréguliers, comme déchiquetés, ils se confondent par places avec la partie saine de la rétine. Les phénomènes les plus variés s'observent dans le système circulatoire du nerf optique, dans les vaisseaux centraux et dans ceux d'origine cérébrale. Ces vaisseaux sont aussi masqués par l'exsudation, et quoique bien visibles au point de leur émergence sur la papille, aussitôt qu'ils arrivent à sa circonférence, ils disparaissent sous l'exsudation dans un trajet de quelques millimètres et reparaissent plus loin, au delà de la limite morbide de la papille. Les veines centrales augmentent considérablement de volume, elles deviennent très-tortueuses et présentent quelquefois de véritables varicosités; elles sont foncées et gorgées de sang, mais en même temps facilement dépressibles, ce qui fait qu'à leur point d'entre-croisement avec les artères, elles s'aplatissent notablement sur une certaine étendue et font croire à l'existence d'un coagulum. Les artères n'offrent rien de particulier, quelquefois elles paraissent un peu plus pâles. Quant aux vaisseaux capillaires, ils sont énormément développés, principalement dans les cas où l'affection occupe la partie centrale du nerf, et lorsqu'elle est due à une névrite accompagnant les tumeurs du cerveau. Il y a alors une augmentation considérable du volume de tous ces capillaires, qui, à l'état normal, échappent à tout examen ophthalmoscopique. Dans cette affection, ils deviennent apparents et atteignent souvent un volume considérable, surtout lorsqu'on les examine à l'image droite avec l'ophthalmoscope de Zehender; la proéminence considérable de la papille en avant facilite d'ailleurs singulièrement les recherches à l'image droite.

Ce développement des capillaires atteint son maximum dans les cas de névrites qui accompagnent les tumeurs cérébrales situées à la base et le long des bandelettes optiques ou du chiasma. Il y a alors une compression lente des fibres optiques et des vaisseaux capillaires des bandelettes, qui amène nécessairement de proche en proche, jusqu'à la papille du nerf optique, une stase considérable de sang veineux et une inflammation des fibres nerveuses. L'exemple que représente la figure n° 4 est un type de l'affection du nerf optique occasionnée par une tumeur de la base du crâne ; nous l'avons bien des fois observé sur des vivants, et, dans les services de MM. Vigla, Grisolle et autres, nous avons été à même de le vérifier sur des cadavres. Le développement considérable des vaisseaux capillaires peut être tel qu'on puisse facilement le confondre avec des apoplexies capillaires. Cet état des vaisseaux ne peut cependant être observé qu'à l'origine même de l'affection. Avec le progrès de la maladie, il se produit un ramollissement et une atrophie de la papille, état dans lequel la plus grande partie des vaisseaux capillaires s'atrophie et disparaît complétement, ce qui explique la teinte blanche que prend la papille. Un engorgement aussi considérable de tous les capillaires peut persister pendant longtemps sans amener la rupture des parois ; mais quelquefois pourtant les parois, peu résistantes et fragiles, sont déchirées, et leur déchirure donne lieu à des hémorrhagies plus ou moins nombreuses dans la papille et dans la rétine même (voir la fig. 2). Il s'agit le plus souvent de ruptures veineuses, quelquefois même des branches principales, et alors on voit, au voisinage de l'apoplexie, l'interruption ou l'aplatissement de la branche déchirée.

Le nombre des apoplexies dans les névrites optiques n'est pas très-grand, il est un peu supérieur à dix sur cent ; ce petit nombre dépend de l'état normal des parois des vaisseaux, état que l'on remarque dans la majorité des cas.

En même temps que les apoplexies, on rencontre dans la rétine des taches blanches, exsudatives, et le plus souvent le long des vaisseaux, comme le montre la figure n° 3. —M. Schwaigger a déjà signalé ce fait dans les névrites optiques, et, pour notre part, nous l'avons rencontré dans quelques cas de maladies cérébrales, et

entre autres dans le service de M. le docteur Bouchut, chez un
enfant atteint d'une cérébro-méningite, et dont les deux nerfs
optiques étaient infiltrés, tandis que la rétine présentait des apoplexies et des exsudations blanches très-étendues et semblables à
celles de la rétinite albuminurique. La coïncidence de la névrite
optique avec les apoplexies et les exsudations rétiniennes est pour
nous le signe d'une affection des parois vasculaires, et très-souvent
du cœur lui-même.

L'existence de l'affection dans les deux yeux à la fois est un des
signes caractéristiques les plus importants de la névrite optique
provenant d'une maladie cérébrale. Selon nous, ce phénomène est
si constant que nous le considérons comme pathognomonique. Toute
névrite optique siégeant dans un seul œil devrait trouver sa cause
ailleurs que dans le cerveau. Jusqu'à présent, nous n'avons rencontré que quelques exeptions à cette règle ; dans un de ces cas, la
névrite optique, quoique observée chez un hémiplégique dont la
couche optique était désorganisée par une tumeur fibro-plastique,
reconnaissait pour cause une tumeur du nerf optique de même
nature que celle des couches optiques.

L'examen ophthalmoscopique ne nous montre pas d'autres
désordres dans le fond de l'œil ; la choroïde et le corps vitré restent
ordinairement sains. M. Schwaigger a vu, dit-il, quelques altérations légères de la choroïde près de la papille, après la disparition
de la tuméfaction du nerf optique. Évidemment, il y avait là une
atrophie choroïdienne par la compression qu'exerçait la rétine
tuméfiée sur l'épithélium choroïdien. Mais ce fait ne mérite aucune
attention, car il ne peut avoir d'influence sur la vision, et, pour
notre part, nous ne l'avons point encore observé.

Un symptôme constant des névrites optiques cérébrales, c'est la
dilatation excessive des deux pupilles. Sur cent malades, à peine
s'il a fait défaut cinq ou six fois, et encore n'avions-nous pu examiner ces malades au début de l'affection ; c'est le contraire de ce
qui arrive dans des atrophies progressives où les pupilles sont très-
souvent resserrées.

§ II. — Périnévrite optique.

(Fig. n° 3, planche coloriée.)

Dans cette autre forme d'inflammation du nerf optique, on remarque des désordres ophthalmoscopiques un peu différents de ceux que nous avons observés dans la première forme. La papille est saillante aussi et augmentée de volume, mais on remarque facilement avec l'ophthalmoscope que toute l'exsudation est limitée au bord de la papille, dont les contours se perdent sous un voile, tandis que la partie centrale présente un aspect se rapprochant beaucoup de l'état normal; la transparence de cette partie n'est point troublée, les capillaires ne sont développés qu'à la périphérie de la papille; les vaisseaux centraux sont variqueux, et quelquefois bordés par une exsudation (voir la fig. 3).

Les apoplexies peuvent se rencontrer dans cette forme, mais elles sont moins abondantes, et c'est tout au plus s'il y a une ou deux taches. Cette forme pourrait, au premier abord, être confondue avec une rétino-névrite albuminurique, ce qui arrive en effet très-souvent, si l'on n'étudie pas soigneusement l'ensemble des autres symptômes.

Signes fonctionnels de la névrite et de la périnévrite. — La névrite optique a le plus souvent une invasion brusque, presque foudroyante, et des hommes qui jouissent d'une excellente vue sont atteints tout d'un coup, souvent dans l'espace de quelques heures, quelquefois de deux ou trois jours, d'une cécité complète et sans aucun prodrome. Dans d'autres cas, ces prodromes se présentent sous la forme de congestions cérébrales ou d'encéphalites, et il y a céphalalgie générale ou partielle des plus violentes, avec vertiges, étourdissements, se terminant quelquefois par une perte de connaissance, éblouissements et bourdonnements des oreilles, etc., etc. Le vomissement est un des symptômes les plus constants dans la période des prodromes, et, sur 50 malades, nous ne l'avons vu manquer que neuf fois. Tous ces symptômes arrivent quelquefois par crises, et chacune d'elles est terminée par des crampes et des contractions involontaires de l'un ou des deux côtés du corps. Bientôt les facultés intellectuelles s'affaiblissent, la mémoire se perd, la parole est embarrassée, et c'est au milieu des désordres nerveux les plus graves que le strabisme arrive; il y a alors ou une paralysie de la sixième paire, ce qui est plus rare, ou bien c'est la troisième d'un ou des deux côtés qui reste affaiblie et qui donne par conséquent lieu à une diplopie. La vue baisse d'heure en heure, et souvent quarante-huit heures suffisent pour que le malade devienne tout à fait aveugle.

Tel est le tableau général de l'affection, quand elle a une marche aiguë; mais ces symptômes de l'encéphalite et de la méningo-encéphalite peuvent cependant manquer quelquefois, ou bien leur apparition et leur marche d'évolution ne seront pas régulières. Il y aura des alternatives de mieux et de pire, souvent même leur absence est complète, et alors la même irrégularité et la même incertitude se font remarquer du côté de la vue. Le malade observera qu'elle s'affaiblit petit à petit, que les objets lui apparaissent voilés d'un brouillard blanc ou gris; il ne pourra distinguer que les caractères n° 15 ou 18 de l'échelle de Jaeger, pendant plusieurs jours, jusqu'à ce qu'une nouvelle crise survienne qui lui enlèvera la dernière parcelle de lumière. La vision au loin est encore plus fortement atteinte que de près. L'examen du champ visuel montre très-souvent, dès le début, une diminution vers l'un ou l'autre côté; mais ce qu'il importe le plus de remarquer dans cette forme lente, c'est l'hémiopie, tantôt homonyme, tantôt croisée; ce symptôme pourrait nous servir utilement pour préciser le siége de l'affection cérébrale; malheureusement, l'état du malade et son intelligence affaiblie ne permettent pas souvent d'obtenir une réponse concluante.

Dans la forme aiguë ou chronique, on remarque très-souvent des symptômes de photopsie, de chromopsie, etc. Ainsi les malades voient constamment des étincelles blanches ou bleues; nous avons constaté deux fois l'apparition d'arcs-en-ciel que les malades percevaient les yeux fermés ou ouverts, et non autour d'une flamme, signe particulier du glaucome. Tantôt ce sont des ronds ou des globes argentés, des lumières en forme des zigzags. Une fois seulement nous avons trouvé dans cet état la photophobie; ordinairement, il y a une insensibilité marquée pour l'impression de la lumière. Chez trois malades, les signes de nyctalopie se sont présentés d'une manière positive, ce qui est du reste beaucoup plus constant dans les atrophies progressives de la papille,

A l'extérieur, l'œil ne présente rien de particulier, il n'y a aucune injection du côté de la conjonctive; les yeux sont largement ouverts et les pupilles fortement dilatées et immobiles.

Marche, durée, terminaison.—La marche de la névrite optique, ainsi que celle de l'affection cérébrale elle-même, n'est pas régulière; tantôt elle s'aggrave, tantôt il y a de l'amélioration. Mais l'examen ophthalmosopique nous démontre que la vascularisation morbide diminue petit à petit; l'exsudation commence à se résorber, la papille devient plus blanche, et il arrive un moment, où tous les capillaires disparaissent de sa surface; les vaisseaux centraux, quoique tortueux, s'atrophient et la papille devient atrophique avec contours mal limités et déchiquetés (planche coloriée, figure n° 6). Pendant ce travail regressif, les fibres nerveuses subissent des modifications morbides qui entraînent l'affaiblissement ou la perte totale de la vue. Mais sa conservation à un certain degré n'est pas chose rare; et, sur cinquante malades, nous avons observé huit fois une amélioration notable et quatre fois une guérison complète. Ces résultats heureux dépendaient des affections aiguës localisées du cerveau, tandis que l'issue funeste est ordinairement due à une tumeur ou à une autre affection organique située dans la boîte crânienne.

Le pronostic est, comme on voit, excessivement grave; mais on peut espérer une amélioration 20 fois sur 100, proportion considérable, si l'on en juge d'après la gravité de l'affection cérébrale elle-même.

Diagnostic différentiel. — La névrite optique est une affection qu'on pourrait facilement confondre avec une rétino-névrite albuminurique ou avec une rétino-choroïdite syphilitique. Mais il suffit de comparer attentivement les phénomènes du début et les signes ophthalmoscopiques propres à chacune de ces maladies pour établir un diagnostic précis :

1° La rétino-névrite albuminurique se déclare ordinairement chez des individus qui souffrent depuis plus ou moins longtemps d'un certain malaise, d'une anémie et d'un affaiblissement général, ainsi que de désordres dans la digestion ; ces antécédents ne se trouvent pas chez les malades atteints d'une névrite optique ;

2° La céphalalgie, les vomissements, les convulsions, la perte de connaissance, l'affaiblissement de la mémoire, le strabisme, etc., tous ces signes prodromiques sont caractérisques des affections cérébrales et ne se remarquent point dans la rétino-névrite albuminurique, ou du moins n'arrivent dans cette dernière que peu de temps avant la mort et dans une éclampsie ;

3° Dans le début et la marche des deux affections, on peut trouver des caractères distinctifs non moins importants. Ainsi, la névrite optique cérébrale se déclare ordinairement brusquement, et sa marche est très-rapide amenant une amblyopie dont le degré est en disproportion avec les désordres locaux. La rétino-névrite albuminurique débute, par contre, assez lentement et la vue s'affaiblit petit à petit ; ici, souvent les désordres sont très-grands sur la rétine, et pourtant la vue n'est pas encore sensiblement troublée. La marche de la rétinite albuminurique est ordinairement lente, se prolongeant quelquefois pendant des mois et des années sans changement notable dans la vue ;

4° Les désordres ophthalmoscopiques sont le plus souvent limités à la papille du nerf optique, lorsque la névrite dépend du cerveau ; il y a, au contraire, dans l'albuminurie plus de désordres dans la rétine que dans la papille, et les taches blanches se trouvent disséminées partout sur cette membrane ;

5° Les apoplexies ne sont pas fréquentes dans les affections cérébrales ; lorsqu'elles s'y rencontrent, elles n'ont point de forme définie. Elles sont constantes dans l'albuminurie et présentent une disposition striée ;

6° Enfin, l'examen des urines peut en dernier lieu résoudre la question.

Le diagnostic de la névrite optique et de la rétino-choroïdite syphilitique peut être établi d'une manière tout à fait certaine. Ainsi :

1° On ne trouvera pas dans la première des signes d'iritis et des synéchies postérieures, des dépôts uvéens sur la capsule, ni des flocons filiformes très-nombreux et très-fins dans le corps vitré, ni des atrophies choroïdiennes; tout cela s'observe dans la choroïdite syphilitique;

2° Dans cette dernière affection, le nerf lui-même ne présente pas d'infiltration notable, ni d'engorgement vasculaires; mais il paraît être voilé, de même que le reste du fond de l'œil, par la présence de flocons dans le corps vitré. Au contraire, dans la névrite optique, il n'y a de trouble que sur la papille et à son voisinage; le reste du fond de l'œil et le corps vitré ne présentent aucune modification;

3° La marche de l'affection syphilitique est très-incertaine et suit des alternatives très-irrégulières : elle s'aggrave quelquefois jusqu'à produire une cécité complète; puis la vue revient presque entièrement et reste dans le même état stationnaire pendant des mois et des années. Nous savons avec quelle rapidité marche la névrite optique cérébrale.

Anatomie pathologique. —Sous l'influence de l'inflammation qui a duré un certain temps, le nerf optique subit, sur une étendue plus ou moins considérable, une diminution de consistance. En effet, en examinant, sur les cadavres, un nerf affecté de cet état pathologique, nous remarquons facilement qu'il est devenu mou et donne au toucher la sensation d'une gelée. Sa coloration est d'un gris jaunâtre ou jaune rougeâtre; la gaîne externe, au contraire, est notablement épaissie, et cet épaississement est de nature inflammatoire, comme l'avait démontré M. Virchow dans le cas observé et publié par M. Graefe[1]. Le ramollissement du nerf lui-même est le plus souvent général, et, du côté de son axe, on trouve une espèce de magma à demi liquide, ressemblant presque à une bouillie; dans d'autres cas, le ramollissement se rapproche davantage de la surface du nerf optique, et on découvre alors du liquide entre la gaîne et le nerf.

En même temps que le ramollissement, on constate toujours un certain degré de tuméfaction et d'augmentation de volume, surtout au voisinage de la sclérotique et du trou optique.

Avec le progrès de la maladie, la couche externe du nerf devient plus dense, tandis que la partie centrale, près de l'axe du nerf, se ramollit davantage et constitue, d'après Stellwag, une espèce de

---

1. *Annales d'ocul.*, t. **LIV**, juillet et août 1865, p. 83.

canal dans le centre du nerf [1]. Le ramollissement s'arrête très-souvent près du chiasma; mais cette limite n'est pas absolue, et quoique Stellwag ait dit qu'il n'a jamais vu le ramollissement dépasser le chiasma, pour notre part, nous avons observé deux cas bien distincts, dans lesquels le ramollissement le plus fort était du côté des bandelettes optiques. Il y était même une fois si prononcé, qu'on ne pouvait presque reconnaître les limites naturelles des bandelettes, tant elles se confondaient avec les pédoncules cérébraux. M. Türck [2] a pu suivre comme nous l'inflammation jusqu'aux corps genouillés. Schön a rassemblé une série d'observations, pour démontrer que les racines des nerfs et les couches optiques sont malades beaucoup plus souvent du côté opposé au nerf affecté, que du côté concomitant [3]. Les tubercules quadrijumeaux, dans un cas que nous avons observé chez un malade de M. Renaud (service de M. Barth), étaient aussi notablement gonflés et ramollis.

Recherches microscopiques.—La partie ramollie est composée de gouttelettes de myéline provenant de la destruction des éléments nerveux. Les fibres nerveuses sont souvent fortement atrophiées; d'autres, au contraire, résistent très-longtemps. M. Cornil a trouvé, dans une pièce anatomique que nous lui avons communiquée, un nombre considérable de corps granuleux, de 0,0011 de millimètre environ, constitués par une granulation graisseuse, enveloppée dans une membrane très-ténue et transparente. L'enveloppe de ces corps granuleux est très-dense, au point qu'elle se déchire difficilement sous la pression. La présence de ces corps granuleux dans la névrite optique a déjà été indiquée par M. Stellwag von Carion. C'est de ces corpuscules granuleux que se compose aussi l'exsudation plastique, observée dans le ramollissement cérébral, et auxquels M. Calmeil donne le nom de disques granuleux. Selon M. Schwaigger, le tissu de la lame criblée est distendu, sa structure complétement effacée, et il ne reste souvent pas de traces des faisceaux des fibres nerveuses. Au voisinage de la papille, certaines de ces fibres sont hypertrophiées et atteignent, selon le même

1. *Loc. cit.*, Bd. II, Abt. 1, p. 564, etc.
2. *Zeitschr. der k. k. Gesellsch. der Aerzte zu Wien*, 1852, Bd. II, p. 301.
3. *Handb. der path. Anat. des Auges*, 1828, p. 118 et 119.

auteur, un volume de quatre à six fois plus considérable qu'à l'état normal.

M. Stellwag a trouvé les fibres nerveuses régulièrement transformées en graisse dans tout leur trajet, ou seulement par places et en forme d'îlots. Le tissu conjonctif interstitiel est toujours fortement hypertrophié.

Du côté des vaisseaux, on remarque des désordres importants. Ainsi Laemisch a constaté que leur couche adventice était très-développée. Il y a sclérose des parois des vaisseaux, comme dit Graefe. Quelquefois, c'est une altération athéromateuse, c'est-à-dire un développement de granulation graisseuse dans la tunique des capillaires, autour de ses noyaux, comme nous avons pu l'observer avec M. Cornil. Ces derniers désordres se trouvent tantôt dans le nerf, tantôt dans la bandelette optique.

Causes.—L'étiologie de la névrite optique n'a été étudiée que très-incomplétement, ce qui peut être attribué à ce que l'examen ophthalmoscopique est resté longtemps étranger aux médecins aliénistes ; c'est pourtant dans les affections mentales et nerveuses de toute sorte que l'application de l'ophthalmoscope rendra un jour de véritables services, en permettant d'indiquer avec précision, d'après les désordres de la papille, le siége et souvent même la nature du mal. Nos recherches personnelles nous ont conduit aux résultats que nous allons reproduire ici.

Disons d'abord que le sexe n'a aucune influence sur cette maladie, puisque sur 72 malades observés par nous, à différentes époques, dans la clinique de M. Desmarres père, et dans les hôpitaux de Paris, il y avait 39 hommes et 33 femmes. Cette affection ne peut, par conséquent, avoir beaucoup de rapport avec la périencéphalite, l'encéphalite chronique, l'hémorrhagie cérébrale, etc., affections dans lesquelles MM. Falret, Calmeil, Andral et autres ont trouvé une fréquence trois fois plus grande chez l'homme que chez la femme.

Les malades se classent de la manière suivante par rapport à l'âge : de deux à dix ans, 19 cas ; de dix à vingt ans, 8 cas ; de vingt à trente ans, 12 cas ; de trente à quarante ans, 27 cas ; de

quarante à cinquante ans, 3 cas ; de cinquante à soixante ans, 3 cas.
Ces chiffres indiquent que la plus grande fréquence existe dans
l'enfance où les méningites simples, ou tuberculeuses donnent
lieu aux altérations du nerf optique ; d'autre part, cette affection
est plus commune entre trente et quarante ans, âge vers lequel les
affections organiques, telles que tumeurs fibro-plastiques, cancéreuses et d'autre nature, commencent à se développer. Les tumeurs
de la base du crâne, celles de la selle turcique, de l'apophyse basilaire, en comprimant le chiasma ou les bandelettes optiques, peuvent amener une névrite, qui descendra par continuité jusqu'à la
papille. Les caries et les nécroses de la base du crâne peuvent donner lieu à une névrite, parce que le pus, en décollant la dure-mère,
forme dans cette région une saillie ou tumeur et comprime le
chiasma. La névrite optique se rencontre quelquefois dans les fièvres typhoïdes ou éruptives, dans la pyémie, etc. M. Stellwag a vu
une névrite optique dans la fièvre typhoïde, et quelques années plus
tard, le malade étant mort par suite d'une autre affection, il a pu
constater à l'autopsie d'anciennes exsudations organisées dans les
méninges de la base du crâne. Une malade de M. Duchenne, de
Boulogne, présentait une atrophie des deux papilles avec des contours mal limités et irréguliers, frangés, comme le montre la figure
n° 6. Cette forme d'atrophie est, toujours comme nous l'avons
remarqué, consécutive à une névrite optique. Cette malade
nous a raconté qu'elle avait été atteinte à l'âge de seize ans
d'une fièvre typhoïde très-grave et que, dans le cours de cette
maladie, elle avait perdu complétement la vue ; puis celle-ci
était revenue, mais jamais au point de lui permettre de lire des caractères ordinaires. Évidemment, il y avait là aussi une méningite
exsudative basilaire.

Rien n'est plus fréquent que de voir se déclarer une névrite optique dans une méningite tuberculeuse. Il y a quelques années
nous avons attiré l'attention de M. Bouchut sur ce sujet. Cet éminent
praticien nous a fait l'honneur de nous appeler à plusieurs reprises,
ainsi que M. le docteur Cuignet, pour examiner les papilles, et,
bien des fois nous avons pu constater des congestions ou de légères
infiltrations péripapillaires. Depuis, M. Bouchut a poussé ses re-

cherches plus loin, et il est arrivé à diagnostiquer, avec l'ophthalmoscope, la méningite de la fièvre typhoïde, en considérant comme
constants les désordres de la papille. Nous devons dire que, pour
nous, ces désordres ont souvent fait défaut, excepté dans les cas où
il y avait une méningite basilaire, près de la selle turcique. Mais,
lorsque l'affection était concentrée dans la scissure de Sylvius ou
ailleurs, la papille n'accusait aucun changement.

M. Richet dit que les épanchements sanguins ou purulents qui
occupent l'espace sous-arachnoïdien antérieur peuvent déterminer
aussi la compression du chiasma et occasionner l'amaurose. Cette
compression peut amener, comme nous venons de le dire, une infiltration séreuse du nerf optique et son atrophie.

Les tumeurs de la substance cérébrale donnent lieu, quoique plus
rarement, à la névrite optique, principalement quand elles sont situées daus les lobes antérieurs. M. Graefe a observé la névrite optique dans un cas de tumeur sarcomateuse comprimant un hémisphère cérébral, et une autre fois la nécropsie lui révéla la présence
d'une production entozoaire singulière, constituant dans l'hémisphère droit un foyer assez volumineux, tandis qu'elle était disséminée à la base du crâne, où elle avait donné naissance à une méningite basilaire. Dans la troisième partie de notre travail, nous
relatons quelques exemples du même genre.

Les tumeurs et les kystes de l'orbite, et ceux siégeant dans la
substance du nerf optique, produisent le plus souvent l'inflammation de la papille ; ordinairement, dans ce cas, la névrite optique
est uni-oculaire. Nous l'avons à peine observée 5 fois sur **72**. Un de
ces cas se rapporte à un kyste de l'orbite qui comprimait le nerf
optique et occasionnait son infiltration[1]. MM. Jacobson et Graefe
ont publié des cas de tumeurs occupant le tissu cellulo-graisseux
de l'orbite et le nerf lui-même amenant une névrite. La névrite
optique est quelquefois consécutive à une albuminurie, comme l'a
décrit M. Liebreich[2] ; mais cette affection est le plus souvent
postérieure à la rétinite albuminurique et doit être par conséquent
étudiée avec les affections de la rétine proprement dite.

1. *Annales d'oculist.* Bruxelles, 1865, t. LIII, p. 202.
2. Liebreich, *Atlas d'ophthalmoscopie*, tabl. VIII, fig. 6.

Traitement. — L'étude étiologique que nous venons d'exposer nous montre qu'il existe deux classes bien distinctes de névrites optiques : dans l'une, la cause est une inflammation des membranes cérébrales ; dans l'autre, elle dépend d'une tumeur de l'orbite ou du cerveau.

Dans la première forme, quand la névrite optique est d'une nature inflammatoire, il est indispensable d'employer les moyens antiphlogistiques les plus énergiques. Les saignées locales et générales tiennent ici le premier rang. La saignée au bras sera faite toutes les fois que l'état du malade et l'intensité de son pouls le permettront. Bien entendu la phlébotomie ne sera efficace qu'à l'origine même de l'affection. Les saignées locales consistent en une ou plusieurs applications de sangsues derrière les oreilles, en petit nombre (2 ou 3 de chaque côté), mais renouvelées au fur et à mesure qu'elles tombent, ce qui entretiendra un écoulement de sang pendant plusieurs heures et dégorgera suffisamment le système veineux de la voûte crânienne. Nous recommandons en particulier l'application des sangsues dans les narines ou les scarifications simples faites sur la muqueuse du septum nasal. Ce moyen nous a réussi mieux que toutes les autres formes d'émission sanguine, et nous le préférons aux ventouses scarifiées et aux sangsues d'Hertoloup appliquées à la région temporale. L'application des ventouses sèches ou scarifiées sur la nuque et le long de l'épine dorsale peut agir efficacement comme révulsif, et nous avons l'habitude de les prescrire, à la condition toutefois que ce moyen soit employé tous les deux ou trois jours et pendant au moins un mois ou deux. Les applications de sangsues à l'anus chez les hémorrhoïdaires, et aux parties génitales ou aux parties internes des cuisses chez les femmes sujettes à l'aménorrhée, ont la même action révulsive.

On peut aussi employer avec succès les vésicatoires à la nuque souvent répétés ; selon nous, ils remplacent efficacement le séton au cou, moyen terrible et barbare que la médecine moderne abandonnera à coup sûr bientôt. Quelquefois les vésicatoires volants sur les tempes, et même au sommet de la tête, peuvent être recommandés utilement, principalement chez les enfants. Les frictions mercurielles aux tempes, sur le front et au sommet de la tête, doivent être employées concurremment avec les autres moyens.

Autant on doit éviter, dans la névrite optique, l'usage des vomitifs, autant il sera utile de recourir aux purgatifs salins, aux pilules drastiques et au calomel, lorsqu'il n'y a pas de contre-indication. Les applications froides sur la tête ne conviennent qu'au début ; au contraire, l'action du froid sur l'œil est complétement nulle. Le traitement intérieur doit se borner à l'emploi de bromure ou d'iodure de potassium, principalement quand on suppose une cause syphilitique. Le bichromate de potasse pourrait être utilement prescrit au moment où la maladie tend à passer à l'état chronique.

Telle est la conduite que l'on doit tenir vis-à-vis d'un malade atteint d'une névrite optique, sans craindre de l'affaiblir ni de retarder la convalescence. Quelques praticiens refusent de recourir à ces moyens énergiques par la seule raison qu'ils attribuent la cause de l'affection à la méningite tuberculeuse. Nous pourrions répondre par des cas de guérison de méningite simple et circonscrite, dans lesquels le traitement antiphlogistique a rendu de véritables services. A l'appui de cette opinion, nous citerons un jeune malade auquel nous avons donné nos soins, avec le concours de l'éminent professeur Trousseau et de notre oncle le docteur Galezowski. C'était un enfant de 8 ans, atteint d'une méningite cérébrale des plus graves avec des troubles du côté de la vue ; on pouvait supposer une tuberculisation des méninges ; mais, grâce au traitement énergique antiphlogistique qui fut administré, le malade a complétement guéri, et actuellement il se trouve très-bien et suit les cours d'un collége de Paris.

Les guérisons que nous avons observées dans les névrites optiques accompagnées de symptômes cérébraux ne démontrent-elles pas assez que le traitement énergique peut et doit être prescrit ? Et combien de fois n'a-t-on pas constaté l'absence des tubercules ou plutôt des granulations, comme le dit M. Robin, dans les méninges, malgré les signes physiologiques qui les faisaient supposer ? Méfions-nous donc de nos déductions théoriques et n'oublions pas la puissance de la *vis medicatrix naturæ ;* aidons-la au lieu de l'abandonner.

CHAPITRE V

ATROPHIE DE LA PAPILLE DU NERF OPTIQUE

§ I. — Atrophie progressive de la papille.

(Fig. n° 5, planche coloriée.)

L'atrophie de la papille est cet état dans lequel l'extrémité intra-oculaire du nerf optique se transforme lentement et progressivement en un disque blanc nacré ou blanc grisâtre. La nutrition capillaire du nerf optique a complétement cessé, ce qui explique la disparition de cette teinte rosée caractéristique qui dénote la vie de la substance nerveuse.

Avec l'oblitération des vaisseaux capillaires dans le nerf, les fonctions de ce dernier ne peuvent plus s'accomplir ; les fibres nerveuses, se transformant en tissu graisseux ou cellulaire, ne peuvent plus transporter les impressions lumineuses au *sensorium commune ;* la vue s'affaiblit de plus en plus, et bientôt une cécité complète se déclare. C'est l'*amaurose cérébrale* ou la *goutte sereine* des anciens, *schwarze staar* des Allemands, *cécité nerveuse* ou *anésthésie optique* de Romberg.

Le point de départ de cette terrible affection est toujours éloigné dans le cerveau, le cervelet ou la moelle épinière ; elle marche de proche en proche, d'une fibre à l'autre, et ne s'arrête que lorsqu'elle a complétement détruit l'appareil sensible de la vision.

Voici à quels signes ophthalmoscopiques et fonctionnels on peut reconnaître cette maladie :

a. Coloration de la papille atrophiée.—Un des changements les plus caractéristiques que subit la papille atrophiée consiste dans la coloration blanche, nacrée, crayeuse, réfléchissant fortement la lumière. Quand l'atrophie est complète, cette coloration blanche est uniforme, quelquefois tirant sur le bleu ou le gris. Le réseau de la lame criblée qui, à l'état normal, se voit ordinairement au centre de la papille, disparaît totalement (fig. 5 de la planche coloriée).

Si l'on observe l'atrophie à son origine, alors qu'une moitié seulement de la papille est atteinte, on remarque un contraste frappant entre la couleur de la moitié qui correspond à la partie atrophiée et celle de la partie encore saine, rosée et vasculaire.

b. Les *contours* de la papille atrophiée se montrent fortement tranchés sur le fond rouge de l'œil ; ses limites sont nettement accusées, et ses bords se détachent franchement : on ne remarque pas à sa circonférence ces demi-tons d'un blanc rougeâtre que l'on constate dans l'état normal. Quelquefois on observe près du bord externe (image droite) un second contour formant une zone semi-circulaire, qui dépend de la limite choroïdienne du trou à travers lequel passe le nerf optique. Ce contour peut devenir un peu plus distinct et s'étendre davantage, mais ce n'est pas un fait constant. On le rencontre le plus souvent chez les sujets âgés, où la choroïde, en s'atrophiant, laisse entrevoir une plus grande surface de la sclérotique.

c. La *forme* de la papille n'accuse aucun changement pathologique ; elle s'atrophie en conservant en général sa configuration normale. Ainsi, dans la majorité des cas, elle est ovale comme la papille physiologique, le grand diamètre se trouvant disposé verticalement. Si elle était ronde avant la maladie, elle conservera cette même configuration dans une atrophie. Souvent on remarque sur la circonférence de la papille atrophiée des échancrures à bords bien tranchés attribuées par quelques observateurs à l'affection atrophique du nerf. Nous sommes d'un avis contraire et nous pouvons affirmer que les échancrures, lorsqu'on les rencontre dans une papille atrophiée, existaient à coup sûr avant la maladie et constituaient une sorte d'anomalie [1]. Une atrophie simple de la papille

---

1. Nous avons observé les yeux d'un malade atteint d'atrophie de la papille droite d'abord ; dans l'espace de deux semaines, la papille gauche, qui était saine auparavant et présentait une échancrure bien marquée à sa circonférence, s'est aussi atrophiée en conservant cette échancrure.

ne présente pas d'échancrure, à moins qu'elle ne soit due à une névrite optique, et alors elle a d'autres caractères, que nous exposerons plus loin.

d. Grandeur de la papille atrophiée. — Nous avons indiqué à l'aide de quels moyens il est possible de déterminer la grandeur de la papille.

Les dimensions d'une papille atrophiée sont les mêmes qu'à l'état normal ; ou, s'il y a quelque différence, elle est si peu marquée, qu'il n'y a pas besoin de s'en occuper. On comprend facilement que le trou sclérotical ne pouvant pas se réduire, il faut que les fibres nerveuses saines, atrophiées ou modifiées par une dégénérescence quelconque, le remplissent complétement.

e. Vaisseaux de la papille. — L'état du système vasculaire de la papille peut aider considérablement au diagnostic de la maladie qui nous occupe. Si elle existe, il y a atrophie et disparition de tous les capillaires, notamment de tous ceux qui établissent une communication intime entre le système circulatoire du cerveau et de la rétine, vaisseaux que nous avons appelés vaisseaux cérébraux de la papille. C'est ce réseau fin et presque microscopique qui donne une teinte rosée à la papille, et sa disparition coïncide avec le ton blanc nacré du nerf optique. L'artère et la veine centrales, au contraire, conservent dans cet état le même volume et la même direction qu'à l'état normal; les branches latérales de la papille sont en grande partie atrophiées et il n'en reste que deux ou trois, comme l'indique la fig. n° 5.

Ce que nous venons de dire suffit pour montrer qu'il n'est pas nécessaire de chercher l'explication de l'atrophie progressive dans la diminution des vaisseaux centraux qui restent, quoi qu'on en ait dit, complétement intacts. L'absence des vaisseaux capillaires indique seule, d'une manière certaine, l'existence de l'affection. Si l'on veut bien se reporter à la fig. 5 de notre planche coloriée, on pourra y voir la conservation des vaisseaux centraux et de quelques branches horizontale coïncidant avec la disparition des vaisseaux capillaires; c'est pourquoi la papille apparaît si blanche.

Le même état de la papille se rencontre dans les deux yeux, toutes les fois que l'atrophie est due à une cause cérébrale. Toutefois, l'affection peut se déclarer dans les deux yeux à des époques souvent très-éloignées, et il arrive même qu'un nerf est pris d'atrophie progressive, tandis que l'autre est atteint beaucoup plus tard et subitement, par suite d'une névrite optique. Nous citerons le fait suivant :

OBSERVATION Ire. — Un malade de la salle Sainte-Marthe à l'Hôtel-Dieu (service de M. Laugier) perdit l'œil droit au commencement de l'année courante ; il avait une atrophie de la papille ; l'œil gauche, au contraire, s'est perdu subitement quatre mois plus tard, et nous avons pu constater, en présence de M. Guyon, suppléant de M. Laugier, une névrite optique des plus caractéristiques, que nous attribuons à une tumeur de la base du crâne.

La papille du nerf optique est la seule partie du fond de l'œil qui présente des désordres marqués ; la rétine conserve son aspect normal, malgré la part considérable qu'elle prend à cet état morbide. Elle s'atrophie aussi sans rien perdre de sa transparence. La choroïde et les milieux réfringents restent ordinairement sans aucun changement.

f. Les *signes fonctionnels* de l'atrophie de la papille sont ceux de l'amblyopie et de l'amaurose cérébrale. La démarche du malade a quelque chose de caractéristique. Il tient la tête haute et les yeux dirigés vers le ciel, comme s'il y cherchait la lumière qui lui fait défaut. Le regard est vague, ce qui vient de ce qu'il ne fixe aucun objet et dirige ses yeux en face de lui comme pour regarder au loin. Quelquefois, il y a un nystagmus, principalement si l'affection a mis beaucoup de temps à se développer.

g. La pupille présente des changements très-variés qui, bien qu'en rapport avec l'état du nerf optique, n'ont pourtant de valeur que dans des cas particuliers. Ainsi, le plus souvent elle est peu mobile et irrégulière, mais de la largeur normale ; dans d'autres cas, elle est fortement contractée et constitue ce qu'on appelle le *myosis*, fréquent dans l'ataxie locomotrice. La dilatation de la pupille n'est pas fréquente dans une atrophie progressive simple ; nous ne l'avons constatée que deux fois sur cent, mais elle est au contraire très-commune dans une excavation glaucomateuse, une névrite optique ou une atrophie consécutive.

h. Le début de l'affection est ordinairement lent, et le malade s'aperçoit que sa vue s'affaiblit petit à petit, et baisse progressivement pendant des mois et des années.

i. Le malade cesse d'abord de distinguer les caractères fins; plus tard il éprouve de la difficulté pour lire les grosses lettres; puis il perd la faculté de se conduire, enfin toute perception lumineuse disparaît. Nous avons remarqué que les malades atteints d'une atrophie de la papille cessent dès le début de distinguer les caractères n° 15 de l'échelle de Jaeger.

k. Au début, leur champ visuel n'est point diminué, dans la majorité des cas; avec le progrès de la maladie, le champ périphérique se rétrécit dans un sens seulement ou en totalité. Ordinairement, c'est le champ supérieur et interne qui se perd le premier.

l. Nous avons souvent observé que, tandis que l'atrophie de la papille d'un œil était très-avancée, l'autre œil pouvait lire pendant plusieurs mois les caractères les plus fins, malgré la diminution du champ visuel périphérique. Les signes d'hémiopie se rencontrent plus souvent dans les cas d'amblyopies brusques et sans désordres matériels apparents. Il y a alors ou une atrophie commençante sans caractères bien positifs; ou bien, c'est une affection dont le siége est très-éloigné, dans les tubercules quadrijumeaux, le cervelet ou d'autres parties.

m. Parmi les symptômes physiologiques de l'atrophie de la papille, nous devons signaler diverses impressions fausses que reçoivent les malades. Ce sont des *photopsies* ou sensations lumineuses en forme d'éclairs, d'étincelles, d'étoiles brillantes et un scintillement pareil à celui produit par des flocons de neige ou des paillettes d'or; souvent même ce sont des feux de différentes couleurs, comparables à des feux d'artifice; des *chrupsies* qui font voir les objets entourés d'auréoles colorées de diverses façons; des *scotômes* ou mouches fixes, noires ou grises; un *brouillard* ordinairement blanc ou gris qui masque les objets; la *cécité des couleurs*, phénomène très-fréquent dans les atrophies de la papille : le plus souvent, ce sont le rouge, le violet, le bleu qui disparaissent les premiers. La perception du jaune se maintient le plus longtemps. La *nyctalopie* à un degré plus ou moins prononcé s'observe aussi dans l'atrophie de la papille progressive. Enfin, la marche de la maladie plus ou moins lente, les antécédents de l'affection cérébrale ou spinale, les douleurs de tête ou des extrémités, des crampes, des convulsions, des paralysies, tous ces signes peuvent contribuer à éclairer le diagnostic.

§ II. — Atrophie de la papille consécutive à la névrite optique.

(Fig. nᵒ 6, planche coloriée.)

Une autre forme d'atrophie de la papille, tout à fait distincte de la précédente, est celle qui est caractérisée par les contours irréguliers, frangés, mal limités, du disque optique et accusant en même temps une coloration blanche plus marquée. C'est une atrophie de la papille avec sclérose des fibres nerveuses et du tissu cellulaire intertitiel.

Cet état ne se déclare jamais primitivement ; il est ordinairement consécutif à une infiltration œdémateuse du nerf optique occasionnée par une tumeur cérébrale de la base du crâne comprimant le chiasma ou les bandelettes optiques ; ou bien à la méningite ou méningo-cérébrite basilaire.

La teinte de la papille infiltrée et œdémateuse est rouge jaunâtre ou d'un blanc sale ; ses contours sont complétement cachés sous l'exsudation, les vaisseaux sont variqueux. Peu à peu, l'exsudation se résorbe, le nerf devient de plus en plus blanc ; ses capillaires s'atrophient ; les vaisseaux centraux eux-mêmes s'amincissent, tout en conservant leur trajet tortueux ; l'atrophie de la papille est évidente. Les contours du disque optique, au lieu d'être bien tranchés, comme dans une atrophie simple, sont irréguliers et couverts en grande partie par l'exsudation organisée. Le trouble des bords de la papille a pour cause principale la dégénérescence et l'hypertrophie morbide de plusieurs fibres nerveuses, qui rendent les parties correspondantes tout à fait opaques. La papille n'a jamais une forme régulière ; elle est le plus souvent ronde et plus grande qu'à l'état normal. Souvent, à côté d'elle, et au voisinage de la macula, on rencontre des exsudations blanches organisées, qui indiquent l'inflammation de la rétine existant à cette place concurremment avec la névrite optique. L'observation que nous avons publiée il y a quelques années dans les *Annales d'oculistique* en offre un exemple remarquable [1]. Quelquefois, ces exsudations se forment le long des vaisseaux (fig. 3, planche coloriée) et font croire à l'existence d'une rétinite albuminurique, principalement quand cette affection se montre dans les deux yeux et s'il y a quelques apoplexies. L'ensemble des symptômes et l'examen des urines peuvent seuls dissiper le doute.

L'atrophie de la papille consécutive à une névrite n'est pas toujours complète ; très-souvent, au contraire, nous avons vu des malades, complétement aveugles pendant la période aiguë, recouvrer jusqu'à un certain degré leurs fonctions visuelles et les conserver, quoique affaiblies, pendant tout le reste de leur vie. Les cas d'amélioration, et même de guérison, se sont présentés à notre observation dix fois sur trente ; quelques-uns de ces cas ont été publiés par nous dans la *Gazette des hôpitaux* [2].

On voit, d'après cette étude, que l'atrophie de la papille, consécutive à une névrite optique, diffère essentiellement de l'atrophie progressive. Son début et sa marche, les contours irréguliers de la papille et ses vaisseaux tortueux quoique amincis sont des signes presque constants qui permettent de faire le diagnostic de la maladie occasionnelle et par conséquent de juger si l'état morbide est enrayé ou en progression.

Signes fonctionnels. — En parlant de la névrite optique, nous nous sommes longuement étendu sur les symptômes fonctionnels de cette maladie ; comme elle amène presque invariablement la forme d'atrophie que nous étudions, il est naturel que certains de ses symptômes se retrouvent ici. Il arrive, en effet, d'observer que les malades ont la vue tout à fait perdue ; quelquefois pourtant ils la recouvrent plus ou moins. Nous avons une seule fois obtenu une guérison complète à l'aide du traitement antiphlogistique, à ce point que le malade pouvait lire les caractères d'imprimerie très-fins, malgré la coloration blanche de la papille. Dans d'autres cas, les

1. *Annales d'ocul.* Bruxelles, t. XLIX, 1863, mars et avril, p. 119.
2. *Gazette des hôpitaux*, 1862, n° 147.

malades ne distinguent que les gros caractères, et ils peuvent se
conduire facilement. L'affection une fois enrayée, ils ne voient ni
éclairs, ni feux de couleur et d'intensité diverses, contrairement à
ce qui arrive dans une atrophie progressive. Nous ne parlons point
ici des atrophies consécutives aux tumeurs cérébrales, où l'atrophie
et la désorganisation de l'appareil nerveux visuel progressent toujours et amènent par conséquent de temps à autres des symptômes
de photopsies de plus en plus accentués. Le champ visuel est ordinairement rétréci. Les couleurs sont presque toujours facilement
distinguées, toutes les fois que l'acuité de la vision est conservée.
Les pupilles restent souvent très-dilatées et ne se contractent pas
facilement sous l'impression de la lumière.

§ 111. — Atrophie de la papille excavée dans les affections cérébrales.

Les vaisseaux centraux, avons-nous dit, conservent le volume et
la disposition normales dans une atrophie progressive de la papille ;
les artères et les veines se répandent régulièrement en haut et en
bas et se bifurquent comme dans l'état physiologique. Le processus
atrophique n'a par conséquent aucune influence visible sur les vaisseaux centraux. La même chose doit nécessairement avoir lieu dans
le cas où l'atrophie progressive est sur le point de se déclarer dans
un nerf optique dont la papille présente une excavation physiologique. Dans cette dernière anomalie, la veine et l'artère centrales
forment des crochets en descendant dans l'excavation.

L'atrophie progressive peut se déclarer dans ces papilles excavées;
et comme ce processus morbide ne produit point de changement
dans la direction des vaisseaux, il s'ensuit naturellement que la
papille conservera, durant toute la marche de l'atrophie, sa forme
excavée. Nous aurons alors une forme particulière d'atrophie
excavée de la papille, que l'on pourrait facilement confondre
avec une excavation glaucomateuse. Mais l'absence du bord aigu
de l'excavation, ainsi que celle de l'image de la lame criblée au fond
rendra le diagnostic plus facile, surtout si l'on ne peut produire la
pulsation artérielle à l'aide d'une pression légère sur le globe de l'œil.

Cette forme est, comme on voit, une simple variété de l'atrophie progressive et ne présente, à part les signes ophthalmoscopiques indiqués, rien d'anormal.

Telles sont les trois différentes formes d'atrophie de la papille que l'on observe dans les affections cérébrales ; mais elles peuvent se rencontrer dans les maladies purement oculaires; de même qu'il y a des formes particulières d'atrophie du nerf optique qui ne se montrent point dans les affections cérébrales, et que nous devons pourtant étudier, dans le but de faciliter le diagnostic différentiel.

§ IV. — Atrophie et excavation glaucomateuse de la papille.

Sous l'influence de la pression interne qu'exercent les milieux de l'œil augmentés de volume, le nerf optique est fortement refoulé en arrière ; il en résulte une excavation de la papille avec atrophie consécutive de ses fibres.

Les caractères de cette excavation sont très-manifestes ; on peut les résumer de la manière suivante :

a. La papille du nerf optique est d'un blanc nacré, souvent avec un cercle grisâtre au milieu, qui provient de l'ombre projetée par les bords de l'excavation.

b. On remarque toujours les doubles contours de la papille. Le contour extérieur correspond à la limite sclérotico-choroïdienne du nerf optique, et le contour intérieur aux bords de l'excavation.

c. La disposition des vaisseaux est très-caractéristique ; deux branches veineuses en haut et autant en bas arrivent sans modification jusqu'au contour intérieur de la papille ; en s'enfonçant dans l'excavation, elles forment des crochets et disparaissent sur une certaine étendue, puis reparaissent dans un autre point plus rapproché du bord interne et du centre. L'artère centrale suit la même marche ; mais on la distingue plus facilement à la surface de la papille, précisément à cause de sa position plus superficielle.

d. La pulsation artificielle ou spontanée s'observe dans la partie de l'artère centrale qui traverse la papille.

e. La lame criblée est très-distendue et refoulée; elle se présente assez distinctement sur le fond excavé de la papille.

f. Près du bord externe de la papille, on remarque ordinairement une atrophie choroïdienne qui se perd insensiblement sur le fond rouge de l'œil. Elle pourrait être facilement confondue avec le staphylôme postérieur. Mais, dans ce dernier, les bords de la partie atrophiée tranchent nettement sur le tissu choroïdien normal, tandis que dans un glaucome les bords de la tache atrophique se perdent insensiblement.

g. L'existence d'autres signes de glaucome, tels que arcs-en-ciel autour d'une flamme de bougie, névralgies ciliaires, dureté de l'œil, dilatation et immobilité de la pupille, etc., peut compléter le diagnostic.

Cette excavation amène à la longue une atrophie complète des fibres nerveuses et une amaurose. Très-souvent pourtant, il y a diminution notable et rétrécissement du champ visuel périphérique avec conservation de la vision centrale, au point que les malades peuvent lire les n°s 3 ou 4 de l'échelle de Jaeger. A la clinique de M. Desmarres père, nous avons vu une malade atteinte d'une excavation glaucomateuse chronique ; son champ visuel était rétréci à tel point qu'il ne s'étendait que sur un espace de 3 centimètres de large sur 7 cent. de long. Elle lisait pourtant n° 4 Jaeger; mais il lui était impossible de se conduire toute seule.

En général, l'excavation de la papille pathologique se montrera toutes les fois qu'il y aura une pression intra-oculaire exagérée, par exemple dans un glaucome ou une hydrophthalmie ; dans ces cas, la sclérotique, au lieu de se distendre, opposera une trop grande résistance, et toute la pression sera concentrée sur le nerf optique. Une papille atrophiée primitivement par une cause quelconque peut devenir excavée par suite d'une pression interne exagérée. C'est ainsi que nous avons observé une excavation glaucomateuse des plus prononcées dans les yeux d'un malade atteint depuis l'enfance d'une rétinite pigmentaire et d'une atrophie de la papille. Dans ces conditions, l'excision de l'iris a fait disparaître l'excavation et a ramené l'œil à son état antérieur[1]. Ce fait prouve suffisamment que l'excavation glaucomateuse, ainsi que l'atrophie de la papille qui s'ensuit, est simplement le résultat d'une pression interne de l'œil considérablement augmentée, et qu'elle ne dépend point d'un processus morbide quelconque inhérent au nerf optique lui-même, opinion soutenue pendant longtemps par Wenzel, Weller, Walther et, il y a quelques années encore, par M. Stellwag von Carion.

§ V. — Atrophie de la papille consécutive à une rétinite pigmentaire.

La rétinite pigmentaire est une affection caractérisée par l'apparition de taches pigmentaires noires dans l'épaisseur de la rétine, depuis l'*ora serrata* où débute ce processus jusqu'au pourtour du nerf optique. On trouve ordinairement près de la partie équatoriale du fond de l'œil des taches irrégulières, souvent filiformes, longeant les vaisseaux et se réunissant les unes aux autres pour former un véritable filet noir. Ces taches se développent de plus en plus, s'avancent vers la papille, toujours en longeant les vaisseaux, et apparaissent quelquefois sur la papille elle-même.

En même temps que cette *transgression* (qu'on nous permette cette expression) du pigment de la choroïde dans la rétine et le long des vaisseaux, il se déclare une atrophie des vaisseaux et principalement des artères, dont les parois s'épaississent et dont le calibre se rétrécit singulièrement. Cette altération des vaisseaux est principalement appréciable sur la papille du nerf optique, qui s'atrophie progressivement et prend un cachet tout particulier qu'on ne peut confondre avec aucune autre forme d'atrophie.

a. Vue à l'ophthalmoscope, cette papille est ordinairement blanche, atrophiée; mais elle conserve très-souvent une teinte rosée bien marquée. Cette teinte rosée tient à ce que les vaisseaux capillaires cérébraux du nerf optique ne sont pas atrophiés.

b. Les vaisseaux centraux, tout au contraire, sont sensiblement diminués de volume, et ne se présentent que comme de petites raies rosées excessivement minces, souvent ne dépassant pas le volume

1. *Annales d'ocul.*, tome XLVIII, novembre et décembre 1862, p. 269.

d'un cheveu. Leurs branches collatérales subissent les mêmes altérations.

c. Les contours de la papille ne sont jamais bien tranchés ; un léger voile blanchâtre est étendu sur ses bords et sur une certaine surface de la partie voisine de la rétine.

d. MM. Donders et Liebreich ont observé des taches pigmentaires sur la papille elle-même. On trouve fréquemment du pigment au voisinage du nerf optique.

e. M. Donders[1] admet le développement spontané du pigment dans la membrane nerveuse, ce qui nous paraît très-peu probable. Nos recherches personnelles, ainsi que celles de MM. Müller et Schwaigger, nous permettent d'attribuer ce processus à un ramollissement chronique de la rétine amenant l'infiltration du pigment choroïdien désorganisé.

<h3 align="center">§ VI. — Atrophie de la papille dans les irido-choroïdites.</h3>

Les irido-choroïdites peuvent se déclarer sous l'influence de diverses causes : tantôt un traumatisme dans le cercle ciliaire ; tantôt un abaissement du cristallin, occasionnent une inflammation de la membrane vasculaire de l'œil et la perte de la vue ; souvent cette affection est consécutive à un décollement rétinien ; ou bien, enfin, elle se développe sous l'influence de causes constitutionnelles, rhumatismales, scrofuleuses, etc.

Dans toutes ces diverses formes d'irido-choroïdite, il peut se déclarer une atrophie de la papille et de la rétine ; mais cette atrophie a les mêmes caractères que les autres atrophies, si ce n'est que les vaisseaux centraux sont diminués de volume. Ainsi, en 1862, autorisé par le chirurgien en chef de l'Hôtel des Invalides à examiner les yeux des aveugles, nous en avons rencontré beaucoup qui avaient perdu la vue à la suite d'un abaissement de la cataracte. Nous avons toujours constaté une atrophie de la papille avec diminution des vaisseaux centraux ; le pigment était aussi très-souvent infiltré dans diverses parties de la rétine. Quelquefois, on trouvait en outre quel-

1. *Archiv* v. Graefe u Donders. Bd. I, A. ii, p. 107 et Bd. III, A. i p. 139.

ques exsudations blanches. Chez un malade opéré par abaissement, il y a vingt-trois ans, nous avons trouvé une atrophie de la papille avec une tumeur d'un blanc grisâtre, située derrière et en bas de l'iris ; ce n'était évidemment autre chose que le cristallin déprimé et adhérent.

Chez une jeune fille atteinte d'une irido-choroïdite et dont la maladie peut être attribuée à une aménorrhée, nous avons trouvé la papille atrophiée et le champ visuel rétréci ; mais ce qui est très-remarquable, c'est qu'une seule branche, fortement dilatée, arrive sur la papille ; toutes les autres s'arrêtent à différents points sur la rétine ; une, entre autres, est fortement engorgée et s'arrête brusquement à un diamètre de la papille. Évidemment, il y a là une interruption de la circulation sanguine de retour, interruption causée par des coagulums qui bouchent le calibre des veines ; de là, la stase sanguine, l'irido-choroïdite et l'atrophie consécutive de la papille.

§ VII. — Atrophie de la papille dans des staphylômes postérieurs.

Il arrive quelquefois que la vue se perd progressivement chez les personnes myopes, dont les yeux sont atteints d'un fort degré de staphylôme postérieur ; c'est l'atrophie de la papille qui survient. (Voir l'atlas de M. Liebreich, tabl. III, fig. 7.)

Dans ces cas, qui ne sont pourtant pas fréquents, la papille et le staphylôme postérieur se confondent, à tel point qu'il est très-difficile de retrouver leurs limites réciproques. Une tache blanche, plus ou moins grande, se présente au milieu du fond de l'œil ; elle est très-irrégulière, mais à contours ordinairement bien tranchés. Cette tache, d'un blanc nacré, luisante et réfléchissant fortement la lumière, s'observe dans l'endroit d'où partent les vaisseaux rétiniens. La tache blanche est due au staphylôme postérieur et à l'atrophie de la choroïde. Quant à la sclérotique, son épaisseur, au lieu d'avoir diminué, s'est au contraire augmentée, par suite de la longue durée de l'inflammation. Il y a alors une véritable sclérite avec épaississement considérable de la membrane fibreuse de l'œil ; ce processus amène une rétraction du tissu fibreux au pourtour du nerf optique, comprime ce dernier et produit consécutivement son atrophie. A en juger par le passage suivant, ce phénomène a déjà été signalé ou plutôt prévu par Guérin : « La sclérotique peut, par son « épaississement, inflammatoire ou séreux, placé dans la partie « qui entoure le nerf optique, le comprimer et le paralyser en « tout ou en partie[1]. » L'ophthalmoscope a confirmé cette assertion de l'oculiste lyonnais.

La blancheur remarquable de la papille, dont on ne distingue que les vaisseaux, et le staphylôme qui l'entoure, permettent de différencier facilement cette forme d'atrophie.

§ VIII. — Atrophie congénitale et héréditaire de la papille.

Les auteurs anciens et modernes ont signalé l'existence de l'amaurose congénitale et héréditaire. Dans l'une et l'autre forme, l'ophthalmoscope permet de constater diverses modifications.

Il arrive que des enfants viennent au monde avec une vue faible ou complétement nulle. On s'aperçoit de cette infirmité, lorsqu'on remarque que l'enfant ne fait aucune attention à la lumière et ne s'en amuse point, contrairement à ce qui a lieu pour tous ceux qui ont de bons yeux. Mackenzie[2] dit que ces enfants recouvrent la vue assez rapidement, même avant la fin de la première année. Dans les cas rapportés par cet habile praticien, il y avait probablement une anesthésie rétinienne sans aucun changement apparent dans la rétine ni dans le nerf optique, comme il nous est arrivé d'en observer un exemple ; cette anesthésie revient avec l'âge par suite de l'action de la lumière sur la rétine ; mais nous avouons que ces cas sont excessivement rares. Il est plus fréquent d'observer des amauroses congénitales avec désordres apparents dans le nerf optique. Ce sont les atrophies de la papille qu'on y remarque le plus communément. Elles sont de deux formes : ou progressives, à contours tranchés, dans les hydrocéphales par exemple ; ou à con-

1. Guérin, *Traité sur les maladies des yeux.* Lyon, 1769, p. 255.
2. *Loc. cit.*, t. II, p. 859.

Galezowski.

tours irréguliers et frangés, consécutives aux méningites basilaires et aux cérébrites qui se déclarent, croyons-nous, pendant la vie intra-utérine. La vue des jeunes malades ne revient souvent qu'en partie et ils sont affectés de nystagmus.

Tous les auteurs, anciens et modernes, ont signalé l'*amaurose héréditaire*. Cette affection n'est pas toujours limitée au nerf optique seul ; mais elle frappe en même temps le nerf et la rétine. Dans ces cas, c'est une rétinite pigmentaire que l'on constate le plus ordinairement. Beer dit avoir connu une famille dans laquelle toutes les femmes, pendant trois générations successives, devenaient aveugles à l'époque de la disparition des règles. Était-ce une héméralopie ? On ne le sait, mais on a le droit de le supposer.

M. Szokalski [1] parle des amblyopies congénitales et héréditaires, se présentant sous forme d'héméralopies. D'après les notions récentes sur la pathogénie de cette affection, on peut affirmer presque à coup sûr qu'il s'agissait là de rétinite pigmentaire.

La même chose devait se passer dans la commune de Vendemian, près de Montpellier, où, d'après les recherches de Cunier, on comptait, sur les descendants d'un nommé Jean Nougaret, un septième ou un huitième d'héméralopes.

Ennals Martin a communiqué une observation remarquable de cécité héréditaire affectant plusieurs branches d'une famille nombreuse sans héméralopie [2].

Observation II.—Antoine Lecompte, natif de Picardie, passa aux États-Unis, où il fut bientôt naturalisé. Il épousa une femme de Normandie. Il a eu six enfants ; un de ses fils devint aveugle, se maria et eût onze enfants ; six garçons sur huit sont devenus aveugles, ainsi que toutes les filles. Trois des fils aveugles et deux des filles se marièrent et eurent des enfants. Dans chaque famille, quelques-uns jouissent de la vue et quelques autres en sont privés. Le nombre total de ceux sur lesquels cette calamité s'est étendue est de trente-sept. Cette cécité commence, en général, à faire des progrès vers la quinzième année, et se termine par la privation totale de la vue à la vingt-deuxième.

Évidemment, l'hérédité dans cette famille n'était pas due à une

1. *Annales d'ocul.*, t. III, 1840, p. 117.
2. *Journal universel des sciences médicales*, t. I, p. 71, et *Medical Repertory*, 3ᵉ vol., nᵒ 1,—1815, N.-Y.

rétinite pigmentaire, puisqu'il n'y avait point de signes d'héméralopie ; c'était une amaurose progressive avec atrophie de la papille.
Un cas de même génre s'est présenté au mois d'août dernier à notre
observation ; nous croyons utile de le rapporter en abrégé :

OBSERVATION III.—Madame R...., demeurant à Paris, âgée de cin-
quante-sept ans, d'une bonne et forte constitution, jusque-là toujours
bien portante, s'est aperçue il y a deux ans que sa vue s'affaiblissait
d'abord dans l'œil gauche, et six mois après dans l'œil droit, sans douleurs
de tête ou tout autre signe d'affection cérébrale. Sa vue baissait de plus
en plus, et au moment où nous la vîmes, elle pouvait à peine se conduire.
A l'examen ophthalmoscopique, nous avons constaté une atrophie progressive des deux papilles, avec conservation des vaisseaux centraux.
Aucun désordre du côté de la choroïde ni aucun dépôt pigmentaire dans
la rétine. Les signes d'héméralopie n'existent pas. En questionnant sur
les antécédents, nous avons recueilli des indications très-importantes au
point de vue de l'hérédité. La malade nous a déclaré que sa sœur et son
frère ont perdu la vue au même âge qu'elle, et que sa mère est morte par
suite d'une attaque d'apoplexie.

Il y avait dans ce cas une prédisposition héréditaire à l'apoplexie
cérébrale, qui, pour la mère, s'est terminée par la mort, tandis que
pour les enfants n'a amené que la cécité, l'apoplexie atteignant une
des parties du cerveau qui concourent à la production du sens de la
vision.

ANATOMIE PATHOLOGIQUE, ÉTIOLOGIE, DIAGNOSTIC, PRONOSTIC ET TRAITEMENT DES ATROPHIES DE LA PAPILLE.

Anatomie pathologique. — D'après H. Müller et Schwaigger,
l'atrophie du nerf optique et de la rétine amène les modifications
suivantes : On reconnaît à l'œil nu que les nerfs optiques sont
amincis et atrophiés jusqu'au chiasma ; au microscope, on voit qu'ils
sont constitués en grande partie par du tissu conjonctif hypertrophié
et une masse moléculaire avec des corpuscules nucléolaires. Sur la
papille elle-même, il se forme une excavation peu profonde et que
M. Schwaigger a très-bien représentée dans son travail sur l'ophthalmoscopie [1]. Cette excavation n'a pas de bords bien tranchés,

1. *Leçons d'ophthalmoscopie*, trad. de M. Herschell, 1865, p. 180.

mais elle présente une dépression superficielle, qui ne dépasse pas ordinairement, selon Müller, le niveau de la choroïde. Par conséquent, la lame criblée ne subit aucun déplacement et n'est recouverte que d'une couche très-mince des débris de la papille, C'est sur cette même surface qu'on voit aussi les vaisseaux former de légères saillies au niveau de la rétine.

Dans cette membrane, Müller a constaté une atrophie presque complète des couches ganglionnaires et des fibres nerveuses, coïncidant avec la conservation d'autres couches dans toute leur intégrité [1] Les vaisseaux sont diminués de volume et leurs parois souvent épaissies.

Dans une atrophie de la papille consécutive à une névrite optique, la tuméfaction disparaît pendant la période regressive. Le tissu de la lame criblée est distendu, comme l'a démontré Schwaigger [2]. Les fibres nerveuses se perdent presque complétement sur la papille. Il y a, en outre, près de la papille, certaines fibres nerveuses hypertrophiées, dont le volume peut atteindre des proportions trois et quatre fois plus grandes qu'à l'état normal. En même temps surviennent l'épaississement et l'hypertrophie du tissu conjonctif. Plus tard, la substance du nerf lui-même et de la rétine environnante devient opaque. Les vaisseaux sont variqueux et pourvus, en outre, d'une couche adventice très-développée.

L'atrophie que l'on rencontre dans une excavation glaucomateuse est remarquable à plusieurs points de vue ; la lame criblée est fortement déprimée, les fibres nerveuses sont comprimées au voisinage de cette lame criblée et près des parois de l'excavation. C'est à leur passage sur la rétine que les fibres nerveuses sont presque complétement atrophiées ou au moins très-remarquablement amincies ; elles semblent même coupées près du bord de l'excavation ; ce qui produit une interruption de continuité entre la rétine et le cerveau. La couche ganglionnaire et la couche des fibres nerveuses s'atrophient inévitablement comme dans une atrophie simple.

Les mêmes désordres que nous avons observés à l'extrémité intraoculaire se rencontrent dans tout le trajet du nerf optique jusqu'au

---

1. *Archiv* v. Graefe, Bd. III, Abt. i, p. 92.
2. *Loc. cit.*, p. 133.

chiasma, quelquefois même au delà. Il y a atrophie des fibres nerveuses et hypertrophie du tissu conjonctif interstitiel. Morgagni a
observé une hydropisie de la gaîne du nerf optique ; Wardrop, des
hydatides dans la même gaîne ; souvent on y a trouvé des tubercules, des concrétions calcaires et plusieurs autres désorganisations
de même genre. D'autre part, ce sont des tumeurs à la base du
crâne, des exsudations basilaires, des caries des os au voisinage
du chiasma, des tumeurs cérébrales, des encéphalites et enfin une
atrophie progressive de toutes les fibres nerveuses jusqu'aux tubercules et au delà jusqu'à la moelle épinière. Nous renvoyons, pour
le développement de tous ces désordres, à notre troisième partie.

Étiologie. — Des rapports intimes existent, nous l'avons démontré,
entre l'atrophie du nerf optique et les affections du cerveau ; la
même analogie et les mêmes rapports doivent nécessairement se
retrouver dans leur évolution étiologique. La plupart des relevés
statistiques publiés jusqu'à ce jour ont établi que les affections cérébrales chroniques sont beaucoup plus fréquentes chez l'homme que
chez la femme ; nous avons observé la même particularité pour les
atrophies de la papille, et principalement pour celles dont la cause
cérébrale n'était pas douteuse. D'après les relevés que nous avons
faits, sur 100 atrophies de la papille, les hommes figurent pour 70 et
les femmes pour 25. Cette proportion ne change pas, si l'on considère
toutes les atrophies de la papille en général, sans rechercher si la
cause est ou non cérébrale. On a voulu expliquer la fréquence des
atrophies chez les hommes par l'usage funeste du tabac et des boissons alcooliques. Autant la dernière cause nous paraît se lier jusqu'à
un certain point aux amblyopies, autant la première est peu fondée et
purement théorique. La question de l'influence du tabac sur l'affection du nerf optique a été soulevée dernièrement à l'Académie des
sciences par M. le docteur Sichel. Dans son travail, il croit pouvoir
attribuer à l'action du tabac cette grande fréquence des amauroses
chez les hommes. La question n'est pas nouvelle ; elle a déjà été
étudiée avec beaucoup de soin par plusieurs auteurs anglais et
français. M. Robert Carter avoue lui-même qu'il s'est intéressé
depuis longtemps à la solution de cette question, d'autant plus qu'il
a entendu M. Wordsworth raconter « que, dans un cas, il a vu la

maladie s'arrêter par la diminution de la dose de tabac ordinairement employée par le malade[1]. »

Dans son voyage en Orient, M. Carter s'est adressé aux chirurgiens qui habitent Constantinople et Alexandrie et leur a demandé leur avis à ce sujet. M. Farquhar, chirurgien du consulat britannique à Alexandrie, et MM. Dickson et Hübsch qui exercent à Constantinople, ont, dans leur réponse, manifesté leur étonnement de voir aussi rarement l'amaurose, malgré les quantités prodigieuses de tabac fumées par les Orientaux. Voici, du reste, la citation textuelle du passage de la relation de M. Hübsch :

« Si l'on désire savoir s'il y a beaucoup d'aveugles à Constan-
« tinople, en exceptant les cataractes, je suis à même de ré-
« pondre que Constantinople, comparé aux autres centres de
« population, présente un chiffre d'aveugles de beaucoup inférieur
« à celui des autres capitales. — Quant à l'action du tabac
« sur les yeux, elle est très-problématique; ici, tout le monde
« fume du soir jusqu'au matin et du matin jusqu'au soir ; les
« hommes fument beaucoup, les femmes un peu moins que les
« hommes, et les enfants fument dès l'âge de sept à huit ans.
« Je n'ai jamais pu attribuer l'amaurose à l'abus du tabac ; le
« nombre des fumeurs est immense, le nombre des amauroses
« limité. »

M. Cusco a eu l'extrême obligeance de nous communiquer les résultats de ses observations au sujet de l'influence du tabac sur l'organisme, et principalement sur la vision. Il n'admet pas non plus l'influence directe et positive du tabac sur le développement de l'amaurose. Tout au plus pourrait-il reconnaître que l'abus du tabac peut, dans des cas de prédisposition, agir comme excitant et aggraver ou avancer le mal.

Pour notre part, nous partageons entièrement l'opinion de MM. Carter, Hübsch et Cusco, et nous n'admettons point que l'emploi du tabac puisse produire une atrophie du nerf optique. Depuis que nous nous occupons des maladies des yeux, nous avons pour habitude de demander aux malades atteints d'atrophie de la papille

---

1. *The Ophthalmoscope*, translated from the german of Zander by Carter, 1864, p. 220.

s'ils font ou non usage de tabac ; nous avons remarqué que parmi les amaurotiques le nombre de ceux qui fument peu ou point était plus considérable que celui des grands fumeurs.

L'*alcoolisme* influe considérablement sur la vision, sans produire pendant très-longtemps aucun changement dans le nerf optique ; mais à la longue, il peut amener des ramollissements cérébraux et des atrophies consécutives du nerf optique. Cet abus pourrait contribuer à expliquer aussi la grande fréquence de l'amaurose chez les hommes.

Deux cents malades, envisagés par rapport à l'âge, se groupent de la manière suivante :

```
De   1 an à 10 ans........    2 cas.
 — 10 —  20 — .........     5 —
 — 20 —  30 — .........    18 —
 — 30 —  40 — .........    48 —
 — 40 —  50 — .........    79 —
 — 50 —  60 — .........    25 —
 — 60 —  70 — .........    15 —
 — 70 —  80 — .........     2 —
```

C'est donc de 30 à 50 ans que l'amaurose et l'atrophie de la papille s'observent le plus fréquemment.

Nous n'avons pas remarqué d'influence spéciale de la profession sur le développement de l'atrophie papillaire.

Le ramollissement de l'encéphale et l'oblitération des artères, les tumeurs syphilitiques, fibro-plastiques ou cancéreuses, peuvent amener l'atrophie de la papille. Souvent ce sont les maladies oculaires, telles que les atrophies choroïdiennes et les scléractésies qui peuvent prédisposer à cette affection; mais la cause la plus fréquente de l'atrophie de la papille est incontestablement, selon nous, l'affection athéromateuse des vaisseaux de la base du crâne et de l'encéphale lui-même. Les malades perdent insensiblement la vue sans la moindre souffrance, et l'examen le plus minutieux ne laisse découvrir aucune cause efficiente ni prédisposante. C'est dans ces cas que l'affection athéromateuse des vaisseaux cérébraux doit être admise comme cause probable de la maladie; c'est du moins ce qui résulte de nos recherches personnelles.

Les affections de la base du crâne d'une nature scrofuleuse, comme l'a observé Jüngken [1], ou bien syphilitiques, peuvent amener une compression du chiasma et des bandelettes optiques et par suite une atrophie des papilles. Les chutes et les coups sur la tête peuvent aussi être suivis des affections des enveloppes du cerveau et de la cécité.

L'opinion de M. Richet [2] nous paraît très-fondée, lorsqu'il déclare « que la fréquence de cette affection (amaurose) est la conséquence « de ce long trajet intracrânien qui expose les bandelettes optiques « à toutes les chances d'altération pathologique, si fréquentes dans « cette portion de la cavité crânienne. »

Ludwig Türck [3] a démontré qu'il peut se produire dans l'hydrocéphale un étranglement des bandelettes optiques par les artères communicantes postérieures. Dans deux cas, il a trouvé les bandelettes comprimées par le *circulus arteriosus Willisi.*

On a parlé des amauroses spinales. Selon Stilling, cette amaurose dépend de l'irritation spinale dans la région des vertèbres cervicales. Très-souvent, dans ces cas, il n'y a aucun désordre dans le nerf optique ; l'amaurose peut coïncider avec l'épilepsie et une atrophie plus ou moins avancée de la papille.

Une des causes les plus fréquentes de l'atrophie de la papille est incontestablement l'ataxie locomotrice progressive, dont le siége principal est dans la moelle épinière. Nos recherches statistiques permettent de conclure que, sur dix malades atteints d'atrophie progressive des nerfs optiques un au moins est frappé d'ataxie locomotrice. On ne peut s'expliquer cette relation entre la moelle et l'organe de la vision que par la communication des fibres nerveuses de la moelle avec les tubercules quadrijumeaux.

Diagnostic différentiel.—L'atrophie de la papille est parfaitement caractérisée par les symptômes ophthalmoscopiques et fonctionnels développés plus hant ; si elle était toujours nettement déterminée, comme elle l'est dans sa forme complète, le diagnostic n'offrirait aucune incertitude ; mais, à l'origine de l'affection, il n'en

1. *Lehre v. den Augenkrankheiten*, Berlin, 1832, p. 841.
2. *Loc. cit.*, p. 277.
3. *Zeitsch. der Gesellsch d. Aerzte zu Wien*, 1855, Hft. 9 u 10.

est pas toujours ainsi : ou la blancheur de la papille n'est pas bien accusée, ou les vaisseaux eux-mêmes conservent presque leur volume normal. D'autre part, la difficulté du diagnostic provient souvent de ce que les papilles normales de certaines personnes présentent des teintes si blanches qu'on est porté à confondre cet état, qui est physiologique, avec des atrophies. Voilà pourquoi on reste quelquefois dans le doute, et ce n'est que par l'étude comparative des symptômes qu'on arrive à résoudre le problème. L'atrophie de la papille est, en effet, une maladie presque toujours progressive, qui se développe lentement et amène dès le début un affaiblissement de l'acuité de la vision, à tel point que le malade distingue à peine les caractères n° 16 à 20 de l'échelle de Jaeger. Si, au contraire, il n'y a aucun désordre matériel appréciable à l'ophthalmoscope ; si la vision centrale est conservée et si le malade lit quoique difficilement le n° 2 ou 3 (échelle Jaeger), le doute n'est plus permis ; dans ce cas, il peut y avoir un défaut de la réfraction ou une affection locale des membranes de l'œil, mais nullement atrophie du nerf optique.

La vue centrale peut être pourtant quelquefois altérée, et le malade ne lire que le n° 12 ou 15 de la même échelle, sans que pour cela il y ait atrophie, par exemple dans l'intoxication alcoolique. C'est pour cette raison qu'il faut absolument et toujours examiner les malades à ce point de vue et les soumettre au régime approprié avant de se prononcer sur l'atrophie de la papille. Plus tard et avec le progrès de la maladie, le doute et l'incertitude vont disparaître : ou bien l'atrophie va se dessiner de plus en plus franchement, ou bien l'amélioration se produira dans la vision et la papille conservera sa teinte habituelle.

Comme nous l'avons exposé, l'atrophie de la papille se déclare sous l'influence de causes très-diverses. Elle peut présenter les mêmes symptômes dans une affection cérébrale, comme aussi on voit souvent naître la même forme d'atrophie sous l'influence de causes intra-oculaires ou orbitaires. On a souvent rapporté exclusivement au cerveau l'affection qui n'était due qu'à une cause locale. Pour éviter cette erreur, il faut explorer avec soin l'une après l'autre les diverses membranes de l'œil, examiner les milieux réfringents, et principalement le corps vitré ; rechercher s'il n'y a pas de rétino-choroïdite syphilitique, explorer les parties excentriques du fond de l'œil au point de vue des infiltrations pigmentaires. On s'assurera en outre si l'œil n'est pas saillant, s'il n'y a pas eu de blessure, si la maladie s'est déclarée brusquement et dans un seul œil, etc.

Prescrire des règles pour la méthode que l'on doit suivre dans ces sortes d'investigations est impossible ; pour résoudre ces questions difficiles et litigieuses, il faut s'en rapporter en grande partie à la sagacité et la perspicacité du médecin.

Pronostic. — L'atrophie de la papille, quelle que soit sa forme, est incontestablement une des affections les plus graves de l'appareil de la vision. Il est même difficile de préciser le nombre des guérisons que l'on obtient sur la masse des malades soumis aux différents traitements. En examinant à part chacun des groupes que nous avons admis dans notre description, nous pouvons dire que :

1° Dans les atrophies progressives, la guérison est presque une exception. Il est vrai qu'on obtient quelquefois un mieux assez notable; mais il faut prendre garde de s'en laisser imposer par ces améliorations partielles et temporaires; une certaine rémittence dans les symptômes fonctionnels s'observe très-souvent, malgré la marche fatale, quoique lente, vers la cécité absolue. Il arrive aussi que les malades se trompent eux-mêmes et trompent le médecin, croyant voir certains objets qu'on a l'habitude de leur montrer ou qu'ils cherchent à examiner eux-mêmes. C'est une espèce d'hallucination dont il faut toujours se défier.

2° Le pronostic des atrophies consécutives à la névrite optique est relativement plus favorable, principalement chez les sujets jeunes. Ces atrophies sont fréquemment dues à une méningite simple et peuvent guérir, comme nous l'avons quelquefois observé. Mais les névrites optiques consécutives à des tumeurs cérébrales, et les atrophies qui se déclarent à leur suite, ne peuvent qu'amener une destruction totale de l'organe nerveux de la vision.

3° Les atrophies traumatiques accidentelles, provoquées par une cause locale quelconque, oculaire ou orbitaire, sont moins graves; elles peuvent guérir après la résorption du sang épanché dans l'orbite, l'extirpation de la tumeur orbitaire, etc. Dans d'autres cas, elles entraînent une cécité complète de l'œil atteint ; mais le pronostic est favorable à un autre point de vue : la cause étant locale, la maladie s'arrêtera à ce seul œil et la vue de l'autre sera conservée.

4° Les atrophies de la papille provoquées par une affection choroïdienne quelconque laissent des chances de conservation de la vue par la guérison de l'affection primitive.

Traitement. — Le traitement des atrophies de la papille doit varier suivant la nature et le siége des causes qui les ont produites.

En premier lieu, il faut rechercher si l'affection n'est pas due à une intoxication alcoolique et supprimer en conséquence l'ingestion de toutes les liqueurs contenant de l'alcool, et principalement leur usage à jeun et avant les repas. Dans ces dernières conditions, l'action de l'alcool est beaucoup plus nuisible, puisque c'est sur l'estomac vide qu'il agit. L'opium prescrit à l'intérieur peut être d'une grande utilité.

Souvent une irritation d'une branche de la 5e paire peut amener une cécité qui se termine par une atrophie, si on n'arrête pas le mal. Dans ces cas, il est urgent d'enlever la cause d'irritation. C'est ainsi que mon oncle, le docteur Severin Galezowski, a obtenu la guérison radicale en enlevant une dent cariée et une écharde en bois, occasionnant l'amaurose [1]. Ce malade a été revu, il y a deux ans ; la guérison s'était maintenue.

L'existence des exostoses syphilitiques à la base du crâne et dans le cerveau peut amener une atrophie de la papille ; il est donc du devoir du praticien d'employer le traitement antisyphilitique. Chez une malade de la clinique de M. Desmarres père, nous avons obtenu une guérison complète d'amaurose très-avancée avec une atrophie commençante par le seul traitement antivénérien, consistant en liqueur de Van Swieten à l'intérieur et en onguent napolitain en frictions au pourtour des orbites. Au bout d'un mois de ce traitement, la malade a recouvré la vue au point qu'elle a commencé à travailler et à exercer sa profession [2].

M. Cusco a aussi obtenu la guérison, dans quelques cas d'atrophie commençante, au moyen du traitement antisyphilitique.

1. *Archives générales de médecine,* t. XXIII, p. 261.
2. *Annales d'ocul.,* t. XLVIII, novembre et décembre 1862, p. 207.

C'est peut-être parce que la maladie reconnaît fréquemment pour cause le virus syphilitique, que les préparations mercurielles ont été longtemps considérées comme un puissant remède contre l'amaurose. Langenbeck et Travers ont préconisé le bichlorure de mercure, même dans les cas non syphilitiques, et les expérimentations nombreuses de Deval à ce sujet seraient véritablement très-concluantes, si elles avaient pu être vérifiées avec l'ophthalmoscope.

Graves, dans ses *Leçons cliniques*, conseille d'employer le nitrate d'argent à l'intérieur dans les amauroses cérébrales. Ce même moyen a été préconisé dans ces derniers temps, avec un certain succès, par MM. Charcot et Vulpian contre l'ataxie locomotrice souvent accompagnée d'atrophie progressive de la papille. On peut donc y avoir recours dans certains cas.

M. Trousseau recommande l'usage de la belladone à dose progressivement relevée dans les ataxies locomotrices, ainsi que dans les amauroses qui les suivent.

Le *traitement local* consiste dans l'emploi des révulsifs de toutes sortes, appliqués sur les tempes, le sommet de la tête, la nuque et le long de l'épine dorsale. Selon nous, l'application de larges vésicatoires volants sur les tempes et la nuque doit occuper la première place parmi les révulsifs. Souvent répétés, les vésicatoires peuvent agir d'une manière très-efficace, sans provoquer les souffrances atroces produites par le séton, qui devrait être banni de la thérapeutique.

Les *stimulants* peuvent avoir un résultat utile dans certains cas particuliers. Parmi ceux-ci, nous donnons la préférence aux sternutatoires, qui, en augmentant la sécrétion de la membrane de Schneider, peuvent dégager jusqu'à un certain degré les engorgements des membranes cérébrales, qui ont des rapports multiples avec la muqueuse du nez par l'intermédiaire des vaisseaux et des nerfs.

Ware a employé avec succès les préparations mercurielles et le turbith minéral en forme de poudres sternutatoires [1].

La *galvanisation* a été préconisée par Magendie [2], qui a démon-

1. *Observations on the Cataract and Gutta Serena*, p. 407. London, 1812.
2. *Journal de physiol. expériment.*, 1826, t. VI, p. 156.

tré que lorsqu'on coupe la cinquième paire, il se produit dans l'œil un phénomène ayant une très-grande analogie avec l'amaurose : l'animal perd la vue du côté où le nerf a été coupé. Ce fait a conduit Magendie à faire l'application de l'acupuncture dans le trajet des nerfs de la 5e paire pour guérir les amblyopies et les amauroses. Il enfonce une aiguille dans le nerf frontal et une autre dans le nerf maxillaire supérieur ; il met les aiguilles en contact répété avec les deux pôles d'une pile voltaïque peu énergique. A chaque passage du courant galvanique, la pupille se contracte et la sensation lumineuse se produit dans l'œil.

L'application de l'électricité à courants continus se fait aujourd'hui de la manière suivante :

Un rhéophore est appliqué derrière l'oreille et un autre au coin externe de l'œil correspondant ; on recommande au malade de diriger cet œil en dedans, les paupières fermées. On agit de même pour l'autre œil.

Le malade supportera très-facilement l'action des courants continus ; il est utile de prolonger chaque séance pendant une demi-heure, et même plus longtemps, et de les renouveler tous les deux jours.

L'électrisation à courants interrompus ne peut avoir aucune application utile dans les affections du nerf optique et de la rétine ; nous avons pu nous convaincre par de nombreuses observations qu'elle fatigue beaucoup les yeux, les éblouit et qu'elle est plutôt nuisible qu'utile. Ce résultat, du reste, est tout à fait conforme aux idées émises sur cette matière par notre savant maître M. Duchenne, de Boulogne. Il déclare que : « De toutes les espèces d'é-« lectricité, c'est l'électricité galvanique qui agit le plus vivement « sur la rétine. La flamme qu'elle produit est d'autant plus grande « et plus étincelante que les excitants sont plus rapprochés de la « ligne médiane [1] ».

Très-souvent l'affection des nerfs optiques a son origine dans la moelle épinière. Il convient alors d'appliquer de nombreux cautères le long du rachis. Dans les affections de la moelle épinière,

1. *De l'électrisation localisée et de son application à la pathologie et à la thérapeutique,* 2ᵉ édition. Paris, 1861, p. 21.

M. Ollivier recommande l'usage des douches salées ou sulfureuses sur la colonne vertébrale. Les bains sulfureux et les bains de mer pourront être aussi administrés avec un certain succès. Quelques médecins anglais ont obtenu de bons résultats par l'application de la glace sur l'épine dorsale; mais, dans l'emploi de ce moyen, on devra agir avec beaucoup de prudence, afin de prévenir les accidents aigus dans les enveloppes de la moelle épinière.

Signalons encore, pour terminer, l'emploi des lunettes convexes, comme moyen curatif dans les amauroses qui dépendent de l'atrophie de la papille. M. Cunier [1] a introduit cette méthode dans le but d'exciter la rétine par la concentration des rayons lumineux. On commence par se servir des numéros très-forts, et puis on diminue graduellement leur puissance. Cet exercice se fait, selon le conseil de M. Cunier, plusieurs fois dans la journée, pendant cinq à dix minutes. Nous ne croyons pas qu'on puisse beaucoup compter sur l'efficacité de cette thérapeutique.

CHAPITRE VI

AMBLYOPIE ET AMAUROSE SANS DÉSORDRE APPARENT DANS LE FOND DE L'ŒIL.

Jusqu'à présent, nous avons étudié les affections du nerf optique bien appréciables à l'ophthalmoscope et suivies d'un affaiblissement ou d'une perte totale de la vue. Dans ce chapitre, nous nous proposons de rechercher la cause et l'explication des faits particuliers dans lesquels on ne trouve aucun désordre, ni dans le nerf optique ni dans aucune autre partie de l'œil, malgré la cécité la plus complète ou une amblyopie prononcée avec tous les symptômes de l'atrophie de la papille. Ce sont les véritables amblyopies et les amauroses *fonctionnelles* ou *dynamiques*, comme on les appelait

1. *Annales d'ocul.*, t. VII, p. 87.

autrefois. Nous pouvons leur appliquer ce que Walter disait, avant la découverte de l'ophthalmoscope, à propos des amauroses en général : « L'amaurose est un état dans lequel ni le médecin ni le malade ne voient rien [1]. » A en juger par le nombre considérable des observations relatées dans la science et d'après nos propres recherches, ces cas ne sont pas rares.

Ce n'est donc que par les symptômes fonctionnels que nous pouvons reconnaître la maladie, l'ophthalmoscope ne donnant que des signes négatifs.

Les signes fonctionnels propres à ces affections sont de deux sortes : ou bien il y a une cécité subite, ou bien la vue s'affaiblit graduellement.

Dans la cécité subite, la vue se perd ordinairement d'une manière assez rapide, dans l'espace de quelques jours, de quelques heures ou d'une heure même. Il y a alors diminution de la vision centrale ou seulement d'une moitié du champ visuel périphérique. Dans le premier cas, les malades ne peuvent lire, quoiqu'ils voient les points voisins de ceux qu'ils fixent. Cette amblyopie dure quelques heures et se dissipe ensuite sans laisser de traces, à en juger par les observations rapportées par M. Desmarres père [2].

Mais il arrive plus souvent d'observer une hémiopie double ou monoculaire sans aucun désordre dans la papille. Le docteur Wollaston a été atteint deux fois dans sa vie de cette affection, ainsi qu'il le déclare dans les *Philosophical Transactions* [3].

Les femmes hystériques peuvent présenter le même phénomène, comme le montre l'observation suivante que nous avons recueillie dans le service de M. le professeur Grisolle.

OBSERVATION IV. — Demoiselle V...., âgée de 19 ans, est entrée à l'Hôtel-Dieu vers la fin du mois d'août 1865 (salle Saint-Antoine, n° 11), pour des attaques hystériques violentes dont elle est atteinte depuis un an. Quand ces accès hystériques se produisent, elle tombe sans connaissance et reste durant quelque temps en proie aux convulsions. Ils se renouvellent une fois tous les deux ou trois mois; mais

1. « Amaurosis sei jener Zustand, wo der Krancke nichts sieht, und auch der Arzt nichts. »
2. *Loc. cit.*, t. III, p. 499.
3. Mackenzie, traduit par Warlomont, t. II, p. 742.

le jour de son entrée à l'hôpital, elle a eu quatorze accès dans une seule journée. A l'examen, M. Grisolle a constaté qu'elle avait tout le côté gauche insensible, depuis la tête jusqu'au pied; on pouvait la pincer, la piquer, lui arracher des cheveux sans amener la moindre sensation. La vue de l'œil gauche était trouble, au point qu'elle ne lisait que des gros caractères, et il y avait une hémiopie interne des plus complètes. De cet œil, elle a perdu la faculté de distinguer les couleurs; ainsi, le jaune et le rose lui paraissent blancs; et le vert, le cramoisi, le bleu sont noirs. Cet état se prolonge pendant 15 jours; elle est soumise aux douches froides.

Le 2 *septembre*, la sensibilité commence à revenir petit à petit, et le 4 septembre, elle est revenue complétement; en même temps, la malade a recouvré la faculté de distinguer les couleurs, et l'hémiopie s'est dissipée. Ce mieux se prolonge pendant trois semaines, puis les mêmes accidents du côté de l'œil reviennent avec la dyschromatopsie et une hémiopie supérieure et externe. La malade lit pourtant le n° 4 de l'échelle; mais un autre trouble la tourmente : elle voit de l'œil gauche double en haut, et au-dessus de la ligne horizontale. Les deux images sont toujours placées l'une en face de l'autre. Quand elle fixe un doigt à 26 centimètres de distance, elle voit l'image fausse à 13 centimètres. Au loin, les objets lui paraissent plus petits. Aucun changement à l'ophthalmoscope.

Que peut-on conclure de ce cas ? Faudra-t-il supposer que les affections hystériques n'amènent aucune altération matérielle dans la substance nerveuse? L'observation que nous venons de relater tend à confirmer cette opinion. Mais il y a d'autres cas, dans lesquels les désordres dans les nerfs optiques, chez les hystériques, sont très-marqués, comme le montre l'observation que nous allons reproduire plus bas. Nous croyons qu'il y a deux sortes d'hystéries, comme il y a des épilepsies différentes : tantôt l'affection est purement nerveuse, tantôt elle est due à des désordres matériels, à des congestions ou à des infiltrations œdémateuses de la substance nerveuse; tantôt enfin à des tumeurs cérébrales.

Les désordres de la papille peuvent manquer dans une cécité complète, quand elle survient sous l'influence d'une suppression des règles, pendant la grossesse et dans la période puerpérale.

M. le docteur Ulo, de Marseille, rapporte un cas d'amaurose complète chez une hystérique.

OBSERVATION V. — Une fille, âgée de 26 ans, était sujette à des hématémèses abondantes pendant huit jours, puis elle était prise de mouvements convulsifs des membres supérieurs, tous les jours à la même heure. Au moment où on a eu raison de cette crise, un matin, une cécité complète des deux yeux se déclara subitement. Prenant en considération la périodicité des autres symptômes, on soumit la malade au traitement du sulfate de quinine à la dose de 0,50 cent. par jour. Au bout de huit jours de ce traitement, l'amaurose se dissipa aussi rapidement qu'elle était venue, et M. Ulo fut agréablement surpris à l'une de ses visites de trouver la malade devant la fenêtre, comme si elle n'avait jamais rien eu aux yeux [1].

M. le professeur Nélaton nous a obligeamment cité un cas semblable. Le voici :

OBSERVATION VI. — L'éminent chirurgien se rappelle avoir soigné à l'hôpital Saint-Louis une jeune fille assez bien portante, qui fut prise subitement d'une cécité complète des deux yeux, au point qu'elle n'avait aucune sensation de la lumière. Les pupilles étaient immobiles. M. Nélaton l'avait soumise aux divers traitements que commandaient les circonstances, mais sans succès. La cécité avait persisté pendant deux ou trois mois, lorsqu'un matin elle disparut spontanément; la vue revint dans son intégrité.

A en juger par les symptômes de ces deux cas, on peut être sûr que l'ophthalmoscope n'eût rien dévoilé d'anormal.

Un fait pareil s'est présenté à notre observation dans la clinique du docteur Desmarres père; mais la cécité n'a duré que quelques jours.

Il s'agissait, cette fois-ci, d'une jeune femme récemment accouchée; six semaines après, les règles n'ayant pas paru, comme cela avait eu lieu à la suite d'une première couche, elle fut prise d'une amaurose complète des deux yeux, qui dura cinq jours et ne fut guérie que par une saignée locale abondante pratiquée aux parties génitales. Malgré la cécité complète, qui a persisté pendant soixante heures, l'ophthalmoscope ne nous a révélé autre chose qu'une vascularisation légèrement augmentée, mais qui ne pouvait avoir aucune influence marquée sur la vision, puisque, trois jours après la guérison, nous avons constaté le même état de la papille [2].

---

1. *Annales d'ocul.*, t. XLI, 1859, p. 76. — 2. *Gazette des hôpitaux*, 1864, n° 35.

Les autres signes d'amblyopie, tels que photopsies, chrupsies, etc., manquent le plus souvent dans ces amblyopies.

Dans cet état, il y a d'ordinaire abolition de la faculté de
distinguer les couleurs, comme nous l'avons observé un grand
nombre de fois, notamment chez une malade de M. le professeur
Grisolle. Pour elle, le jaune et le rose paraissaient blancs; le rouge,
écarlate; le vert et le bleu de Prusse lui semblaient noirs. La vue
de l'œil gauche seul était fortement troublée et il y avait hémiopie
interne. L'examen ophthalmoscopique, fait à plusieurs reprises en
présence de M. le professeur Grisolle, nous a toujours donné un résultat négatif.

Il y a une autre forme d'amblyopie sans changement dans le nerf
optique et qui se développe lentement pendant plusieurs semaines
et même pendant des mois entiers. Nous voulons parler de l'amblyopie qui survient à la suite d'une intoxication alcoolique, plom-
bique ou par toute autre substance capable d'atteindre l'organe
central de la vision. Tantôt les excès vénériens, l'onanisme et la
spermatorrhée peuvent donner lieu à une amblyopie très-marquée,
sans qu'il y ait des désordres appréciables dans la papille. Les symptômes fonctionnels de l'amblyopie alcoolique sont les suivants :

La plupart des malades disent que leur vue s'affaiblit petit à
petit; ils s'aperçoivent qu'à un moment donné ils ne peuvent plus
lire ni distinguer au loin. Les verres biconvexes très-forts, tels que
le n° 10, ne rendent pas la vue plus claire; c'est à peine si ces malades distinguent les caractères n° 16 ou 18 de l'échelle de Jaeger.
Ils n'ont pas de photophobie, la grande lumière ne les fatigue point;
mais ce qui est surtout digne d'attention, c'est qu'ils voient beaucoup
mieux le soir que le jour. Ils sont nyctalopes. Quelquefois ils
aperçoivent des éclairs devant leurs yeux, mais le symptôme
le plus fréquent, c'est l'hallucination de la vue, et c'est un signe
caractéristique de l'amblyopie alcoolique. Tantôt ils voient des
insectes dans l'air; tantôt ce sont des souris, des rats, des ser-
pents qui se promènent sur leur lit; souvent les objets qu'ils fixent
leur paraissent défigurés, grossis ou rapetissés; ce que nous avons
constaté à plusieurs reprises chez un malade de M. Hérard. Malgré des désordres fonctionnels aussi prononcés, il y a absence

absolue de toute altération dans le fond de l'œil et en particulier dans la papille.

Une autre forme d'amblyopie qui ne présente aucun signe ophthalmoscopique, c'est l'amblyopie sénile. Si nous ne nous trompons, elle n'a été jusqu'à présent signalée par personne dans la forme que nous exposons ici, et principalement depuis les recherches ophthalmoscopiques. Nous trouvons seulement chez un auteur du XVIIIe siècle, Guérin [1], une mention de l'héméralopie sénile, dont il donne la description suivante : « Le nerf optique, ainsi que tous « les autres nerfs, peut avec le temps devenir calleux, et par là être « moins propre à l'usage auquel il est destiné, ce qui arrive chez « les vieillards ». Ce que dit Guérin au sujet de l'héméralopie sénile peut être complétement admis pour les amblyopies séniles en général. Tous les tissus, en effet, perdent avec l'âge de leur souplesse et de leur élasticité ; tous les organes des sens s'émoussent : la peau, moins douce, est moins sensible ; l'ouïe devient dure et ne saisit plus toutes les nuances des sons. La même chose a lieu aussi, dans quelques cas, pour le sens de la vue : les fibres nerveuses deviennent plus denses et plus calleuses, selon l'expression de Guérin ; les éléments de la rétine sont moins sensibles aux impressions lumineuses, et il y a nécessairement une certaine incapacité pour distinguer aussi nettement les objets que dans l'état normal.

Dans ces conditions, on constate aussi que la rétine est moins transparente et moins limpide, les contours de la papille sont un peu moins nets et moins accusés, tandis que sa coloration reste parfaitement normale. Les vaisseaux centraux et capillaires n'éprouvent aucune modification appréciable. Pourtant la vue des malades s'affaiblit petit à petit. Après avoir essayé tous les verres convexes jusqu'aux 9, 8 et 7, sans résultat, ils ne peuvent lire que de très-gros caractères. La vue au loin est aussi affaiblie, mais le malade peut se conduire et distinguer les contours des gros objets.

Ces amblyopies séniles ne sont pas très-fréquentes ; on les observe le plus souvent entre 70 et 80 ans. Elles se prolongent pendant tout le reste de la vie, sans amener une amaurose complète.

1. Guérin, *Traité sur les maladies des yeux*, p. 268. Lyon, 1769.

Tandis que la cause de l'amblyopie sénile réside dans l'état particulier des fibres du nerf optique, les amblyopies des deux premières formes dépendent d'une altération du cerveau lui-même. Ainsi, une cécité complète ou hémiopique qui survient à la suite d'une suppression des règles, ou sous l'influence d'une grossesse ou d'un processus morbide quelconque, doit dépendre d'un désordre matériel dans le centre nerveux de la vision, et plus probablement dans les tubercules quadrijumeaux. Il se produit là une congestion momentanée ou une infiltration séreuse, et la cécité a lieu ; elle subsiste aussi longtemps que le désordre cérébral lui-même. Mais les tubercules optiques sont très-éloignés, et leur nutrition se fait au moyen de vaisseaux qui n'ont pas de rapport direct avec la papille. Donc une augmentation ou une diminution de la vascularisation dans cet organe éloigné ne peut produire aucun changement dans la coloration du disque optique. Les apoplexies et d'autres affections essentielles des tubercules quadrijumeaux n'amènent pas immédiatement de changement dans la papille. Si ce changement survient, c'est ordinairement après un laps de temps plus ou moins long, nécessaire pour que le processus morbide se transporte de proche en proche jusqu'aux yeux.

Dans la forme d'amblyopie toxique, il se produit une dépression générale de tout le système nerveux, ainsi que du sens visuel, et les changements pathologiques qui s'ensuivent dans le cerveau sont aussi concentrés dans les parties centrales optiques, et restent pendant très-longtemps imperceptibles à l'œil de l'observateur le plus expérimenté.

Marche. Durée. Terminaison. — La maladie suit une marche très-variable, en rapport avec la nature de ses causes. Dans la forme subite, hystérique, elle est tout à fait irrégulière, comme l'est celle de toutes les névroses ; elle peut cesser après une durée très-courte, ou se prolonger indéfiniment ; souvent elle apparaît et disparaît à des intervalles plus ou moins rapprochés. Quelquefois la vue revient subitement, et on cite des cas où les malades se sont couchés aveugles, dans un état d'horrible anxiété, et se sont réveillés le lendemain guéris. Cette rapide guérison se remarque d'ailleurs de préférence chez les hystériques et les hypocondriaques. Quelquefois on a vu l'amblyopie de cette nature rester incurable tout le reste de la vie.

L'amblyopie alcoolique, saturnine, et toute autre de nature toxique, peut guérir avec la disparition de la cause qui l'a occasionnée, surtout lorsqu'elle n'est pas encore très-invétérée.

Traitement.—Dans ces différentes formes d'amblyopie, le traitement doit être dirigé contre les causes qui l'ont occasionnée. Ainsi, dans la suppression des règles, nous avons réussi par une application de sangsues aux parties génitales. Dans la forme hystérique, on prescrira les antispasmodiques, la vélériane, l'oxyde de zinc et les narcotiques, tels que le datura stramonium et la belladone. Dans l'amblyopie alcoolique, l'opium, même à hautes doses, peut être utilement administré; c'est une pratique que recommandent beaucoup MM. Trousseau et Hérard. Aux amblyopies survenues à la suite d'intoxication saturnine, on opposera les bains sulfureux, l'iodure de potassium à l'intérieur, des toniques et des ferrugineux.

Dans une amblyopie qui se déclare dans le courant de la grossesse, il faut rechercher attentivement si ce phénomène n'est pas dû à une albuminurie, fréquente dans cet état. En l'absence de cette affection, on agira par des révulsifs.

Il faut examiner attentivement les malades au point de vue des accès périodiques dans l'apparition de tels ou tels autres symptômes, parce que l'emploi du sulfate de quinine à haute dose peut être utilement recommandé, ainsi que cela est arrivé chez la malade de M. Ulo, dont nous avons relaté plus haut l'observation.

Dans une amblyopie sénile, on aura recours avec beaucoup de succès aux excitants de toute sorte, aux frictions ammoniacales sur le front et les tempes, aux sternutatoires, etc.

TROISIÈME PARTIE

Affections cérébrales donnant lieu aux amauroses.

CHAPITRE PREMIER

MALADIES INFLAMMATOIRES DU CERVEAU

---

§ 1. — Congestion cérébrale et amblyopie.

Les congestions encéphaliques ont été, jusqu'à présent, confondues avec les apoplexies et les encéphalites, principalement dans leur forme insidieuse. Malgré les nombreux cas de mort publiés comme consécutifs à une simple congestion cérébrale, Rochoux a nié leur existence, disant qu'une autre lésion plus grave devait exister alors dans le cerveau. Les travaux ultérieurs de MM. Andral, Calmeil, Rostan semblent démontrer que la congestion seule suffit pour entraîner une abolition totale d'une fonction quelconque, une paralysie d'un membre et la mort elle-même. Mais, dans l'état actuel de la science, il est difficile d'accepter cette manière de voir. Pour nous, une congestion simple et idiopathique ne peut se développer que très-lentement et sous l'influence d'une cause chronique; dans ces conditions, elle n'abolit pas complétement les fonctions du cerveau, mais elle les déprime progressivement.

Sous ce rapport, l'œil peut servir d'excellent moyen de contrôle pour permettre de décider jusqu'à quel point l'abolition des fonctions doit être attribuée à une simple congestion. Il arrive, en effet, d'observer avec l'ophthalmoscope des congestions chroniques rétiniennes plus ou moins marquées, avec développement des vaisseaux capillaires, et qui occasionnent à elles seules un affaiblissement considérable de la vue, sans l'abolir complétement. En voici un exemple recueilli dans le service de M. Hérard :

OBSERVATION VII. — Demoiselle C..., âgée de 18 ans, est entrée au commencement de cette année à l'hôpital Lariboisière, dans le service de M. Hérard, salle Sainte-Mathilde, n° 27. Elle est assez bien constituée, et n'a jamais eu de maladies aiguës ni de rhumatismes. Elle est atteinte d'une maladie du cœur qui la fait souffrir depuis cinq ans et demi, de douleurs dans la région précordiale et d'essoufflement. Les règles ne sont pas venues jusqu'à présent, et c'est probablement à la suite de cette anomalie qu'elle a eu cet hiver une forte hémoptysie à périodes régulières pendant quelques mois. Ce phénomène cessa et fut remplacé par des épistaxis qui revenaient tous les mois à la même époque. Depuis deux mois, elle est de nouveau sujette à des hématémèses, qui surviennent irrégulièrement. La malade déclare que la vue de l'œil droit s'affaiblit progressivement depuis 5 à 6 ans, et qu'il y a des jours où elle voit beaucoup plus trouble que d'autres; tantôt même l'œil gauche se prend, quoique à un degré moindre. Elle éprouve souvent une photophobie assez notable. Par moments, les objets qu'elle fixe lui paraissent s'éloigner, elle est en proie à des visions lumineuses comparables à des fusées rouges et blanches. En examinant le cœur, on a constaté la présence des bruits de râpe au premier temps, ce qui a fait diagnostiquer une insuffisance mitrale. Les yeux ne présentent rien à l'extérieur; les pupilles se contractent normalement. La malade distingue bien les couleurs, mais elle lit à peine de l'œil droit les caractères n° 18 Jaeger. L'examen ophthalmoscopique, fait en présence de M. Hérard, nous a permis de reconnaître une congestion capillaire excessivement fine sur toute la rétine et sur le nerf optique de l'œil droit; cette congestion est très-accentuée au voisinage de la macula. Dans l'œil gauche, la même congestion existe, mais à un degré beaucoup plus faible; on la reconnaît seulement à l'image droite, tandis que, dans l'œil droit, elle est distincte par l'exploration à l'image renversée. — Les mêmes congestions doivent se produire du côté de l'organe central, puisque la malade a, de temps en temps, des vertiges qui la feraient tomber si elle n'y faisait attention.

D'après M. Calmeil, l'hyperhémie peut occuper isolément un seul centre nerveux et paralyser tantôt le mouvement volontaire seul, tantôt la sensibilité, tantôt la vue, l'ouïe ou le toucher extérieur. Mais en est-il réellement ainsi, et n'y a-t-il pas, à côté de la congestion, une exsudation séreuse ou séro-sanguinolente autour du foyer congestif ? Nous pensons que, dans les attaques congestives qui se déclarent subitement sous l'influence d'une cause nerveuse, d'une frayeur ou de la suppression des menstrues, etc., il se passe quelque chose de plus grave qu'une simple congestion. C'est la transsudation séreuse qui doit se produire à travers les parois des vaisseaux, ou une suffusion sanguine dans le tissu cellulaire interstitiel, ou bien une véritable ecchymose. Ces ecchymoses ou infiltrations peuvent être très-peu étendues, de telle sorte que l'examen à l'œil nu les laissera souvent échapper ; ou bien, on les confondra avec ce qu'on est convenu d'appeler *cerveau piqueté* ou *sablé*. Ce sont, en un mot, des apoplexies capillaires microscopiques, et qui échappent presque toujours à tous les moyens connus d'investigation. Pour nous, ce fait n'est pas douteux ; comme il n'est pas douteux que les congestions idiopathiques et simples ne soient très-rares dans la rétine. Au contraire, nous trouvons fréquemment dans cette membrane des apoplexies avec ou sans infiltration séreuse et qui peuvent passer inaperçues même à l'ophthalmoscope.

Sur le cadavre, il est encore bien plus difficile de retrouver à l'œil nu une tache apoplectique rétinienne d'une petite dimension ; à plus forte raison, la recherche d'apoplexies cérébrales aussi petites que celles que nous voyons souvent à l'ophthalmoscope devient tout à fait impossible.

Si nous admettons que les changements que nous constatons dans la rétine se passent aussi dans le cerveau, il nous sera facile de comprendre qu'une congestion avec apoplexie ou suffusion séreuse peut se déclarer dans une partie très-limitée du cerveau, et entraîner l'abolition ou l'affaiblissement de telle ou telle autre fonction : lésion de la sensibilité dans un seul nerf ou un groupe de nerfs, suspension de la fonction visuelle dans un ou dans les deux yeux, ou une hémiopie.

C'est seulement ainsi que nous pouvons nous expliquer la perte

de la vue pour un certain temps chez des personnes qui ont été
effrayées, ou bien chez lesquelles l'amaurose est survenue à la suite
de la suppression des règles. D'habitude, on trouve concurremment
des signes rationnels de la congestion cérébrale, qui ne sont évidemment que secondaires et consécutifs à un épanchement sanguin ou
séro-sanguinolent. M. Andral a rapporté un fait très-intéressant,
dans lequel la cessation du crachement de sang a été immédiatement suivie, non plus des signes ordinaires de la congestion cérébrale, mais d'une perte subite de la vue.

OBSERVATION VIII. — Une femme, âgée de 45 ans, culottière, est entrée
à l'hôpital de la Pitié le 12 juillet 1833. Réglée à onze ans et demi, elle
n'a cessé de l'être que depuis trois mois. A l'âge de 35 ans, cette femme,
qui jusque-là n'avait éprouvé aucun accident du côté de la poitrine, qui
n'avait jamais eu ni dyspnée, ni toux, fut prise tout à coup d'une hémoptysie des plus abondantes. Elle nous dit qu'elle commença par vomir le
sang ; elle en rendit pendant trois jours plus d'un pot de nuit tout plein
chaque vingt-quatre heures ; puis les trois mois suivants, elle continua à
en cracher ; pendant tout ce temps, elle toussa. A peine le sang eut-il
cessé de teindre ses crachats qu'un jour, en travaillant comme à son
ordinaire, elle perdit tout à coup la vue, que jusque-là elle avait eue fort
bonne. Cette cécité subite ne fut ni précédée ni accompagnée d'aucun
autre accident cérébral. Pendant huit jours, elle resta complétement
aveugle, puis la vue revint aussi brusquement qu'elle s'était perdue ;
pendant ces huit jours, une saignée avait été pratiquée et des sangsues
appliquées au cou. Depuis ce temps, cette femme est restée sujette à des
étourdissements ; elle ne tousse que très-rarement ; elle rentre à l'hôpital
pour une affection de l'estomac. Depuis son hémoptysie, elle a conservé
des palpitations [1].

Nous avons rappelé plus haut des cas analogues observés par
M. Nélaton et par M. Ulo. Dans l'un comme dans l'autre, l'ophthalmoscope aurait démontré l'intégrité de la papille, et il y a eu probablement une infiltration séreuse dans les mailles du tissu cellulaire
des tubercules optiques.

Très-souvent, en ouvrant les cadavres, MM. Andral et Calmeil
ont trouvé une injection très-vive de l'arachnoïde, avec épanchement d'un liquide séreux ou séro-sanguinolent dans les mailles

1. Andral, *Clinique médicale*, 1834, t. V, p. 281.

de la *pie-mère*. Cette membrane entoure, comme on sait, les nerfs optiques ; son injection, ainsi que le liquide y contenu, peut produire une certaine compression des nerfs et par conséquent une amaurose consécutive, jusqu'à la résorption complète de cet exsudat, ce qui du reste arrive assez promptement.

Les femmes enceintes peuvent être atteintes de différentes formes d'amblyopie ou d'amaurose, qui se déclarent subitement, sans aucun signe précurseur et sans qu'elles accusent les plus légères douleurs du côté de la tête. D'ordinaire, cette perte de la vue est passagère ; elle dure quelques heures, cinq ou six jours, et se dissipe ensuite sans laisser la moindre trace. Chez d'autres, au contraire, le même accident arrive dans les mêmes conditions, sans aucun symptôme cérébral, pas même un étourdissement, et la cécité persiste pendant toute la vie, comme cela est arrivé chez la malade de M. Imbert [1]. Évidemment, on ne peut expliquer ici l'amaurose que par une destruction de l'organe central de la vision, par un épanchement séreux ou sanguin. Il y a, dans tout l'appareil nerveux optique des parties qui jouent simplement le rôle de conducteurs, par exemple les bandelettes optiques ; d'autres, au contraire, notamment les tubercules postérieurs, forment un vrai ganglion nerveux ; pour ainsi dire l'âme de la vision, ils sont plus importants et plus délicats que tout le reste de cet appareil. Il en est de même de la macula : la moindre apoplexie ou la plus légère exsudation dans ce point abolit à jamais la vision centrale, tandis que nous savons avec quelle facilité se résorbent les apoplexies situées dans d'autres parties de la rétine. Pour la rétine donc, ce qui importe surtout, ce n'est pas l'étendue de l'affection, mais le siége que celle-ci occupe. La même chose doit avoir lieu aussi pour l'organe central de la vision. Une petite apoplexie, presque microscopique, qui accompagne une congestion, se résorbera facilement ; mais lorsqu'elle est survenue dans un organe aussi important que les tubercules quadrijumeaux, et principalement postérieurs, la vue peut être à jamais abolie. Dans ce cas, l'ophthalmoscope ne fera découvrir aucune altération ; la papille conservera sa coloration et sa vascularisation normales.

On connaît la rapidité avec laquelle se résorbent des caillots san-

1. Cazeaux, *Traité de l'art des accouchements*, p. 813.

guins, même volumineux, du cerveau, principalement chez les sujets jeunes. Les épanchements séreux disparaissent encore plus vite, et il est probable que cette absorption s'opère par les veines et le petit nombre des lymphatiques qu'on trouve dans le cerveau. Cette circonstance peut facilement expliquer la disparition rapide des accidents amaurotiques que l'on rencontre si souvent chez les femmes nerveuses.

Chez les femmes hystériques, chez celles dont les règles ne sont pas en ordre, le même phénomène peut arriver ; il se produit une congestion et une sécrétion séreuse ou sanguinolente qui comprime pour quelque temps l'organe de la vision, et la cécité survient. Un traitement antiphlogistique actif, une saignée, dérivent le sang vers une autre partie du corps ; le cerveau se dégage et la vue revient à son état normal.

L'inflammation de différents organes, les fièvres continues, l'érésipèle de la face et du cuir chevelu, la rougeole et la scarlatine, peuvent favoriser considérablement le développement des congestions cérébrales, localisées dans le centre de la vision et coïncidant avec une infiltration séro-sanguinolente ou séro-purulente des méninges, qui comprimeront le trajet des nerfs optiques et occasionneront la cécité.

Une femme hystérique a été prise tout à coup, dans une attaque, d'une cécité incomplète de l'œil droit, et elle a guéri de cet accident. Quelques mois plus tard, elle a eu une seconde attaque hystérique à la suite d'une frayeur ; cette fois, c'est l'œil gauche qui a été pris. M. Hérard diagnostiqua une hystérie, et à l'examen opthalmoscopique nous avons trouvé une congestion capillaire des plus prononcées, avec une infiltration péripapillaire. Probablement les mêmes désordres existaient dans le centre visuel. Par conséquent, cette fois, il n'est pas douteux que l'affection, quoique ayant un caractère purement nerveux, ne présente des désordres matériels dans la substance cérébrale.

On sait combien est variée la durée de chaque accès congestif cérébral ; elle dépend des causes occasionnelles et des complications qui l'accompagnent. La variété de durée s'observe dans les amauroses consécutives aux congestions cérébrales. Mais ce qui est cer-

tain, c'est que les amauroses congestives prédisposent à des récidives plus ou moins fréquentes. Nous avons vu des malades et
surtout des femmes, chez lesquelles la vue se perdait ou s'affaiblissait périodiquement à chaque nouvelle période menstruelle et pendant plusieurs mois.

La gravité de ces sortes d'amauroses dépend du plus ou moins de
durée des accès ; elles peuvent se transformer en des encéphalites
locales avec ramollissement et atrophie consécutive des nerfs
optiques, comme nous l'avons observé une fois.

§ 11. — Amaurose dans les apoplexies cérébrales.

Rien n'est plus rare que de trouver un trouble de la vision notable
et manifeste dans les hémorrhagies cérébrales ordinaires. Cette circonstance tient évidemment au siége habituel et le plus fréquent
des apoplexies, dans les corps striés, les couches optiques, ainsi que
dans l'épaisseur d'une des circonvolutions cérébrales ou cérébelleuses. La statistique de Rochoux et celle de M. Andral confirment
pleinement cette assertion. D'après le relevé de M. Andral[1], sur
386 cas d'hémorrhagie encéphalique, cette affection se distribuait,
quant à son siége, de la manière suivante :

Dans les corps striés seuls..............	61 fois.
— couches optiques	35 —
Au-dessus des centres ovales de Vieussens	27 —
Dans le cervelet......................	22 —
Dans les hémisphères cérébraux, au ni- veau des corps striés et des couches optiques en même temps..........	202 —

Reste par conséquent, pour les apoplexies de toutes les autres
parties du cerveau, le nombre 39. C'est donc la substance grise du
cerveau, la plus vasculaire du reste, qui est la plus exposée aux apoplexies. Une grande partie du système nerveux optique est constituée par la substance blanche médullaire ; les bandelettes optiques

1. *Précis d'anatomie pathologique*, Paris, 1829, t. II.

elles-mêmes se trouvent, dans leur long trajet, presque continuelle-
ment en contact avec la substance blanche. Nous trouvons là l'explication du nombre très-restreint d'amblyopies et d'amauroses dans
les apoplexies cérébrales. Sur 26 apoplexies cérébrales relatées par
M. Calmeil, nous n'avons trouvé qu'une fois la cécité complète et une
autre fois un affaiblissement de la vue. Parmi les 17 exemples d'hémorrhagies cérébrales et les 6 du cervelet décrits par M. Andral, il
n'y a aucun cas d'amaurose; mais ce praticien parle ailleurs d'un malade frappé de cécité et chez lequel la perte de la vue était le principal
prodrome de l'hémorrhagie cérébrale. C'était un serrurier méca-
nicien, qui, après avoir eu pendant huit jours des étourdissements
assez violents, perdit brusquement la vue du jour au lendemain.
Après-être ainsi resté aveugle pendant une quinzaine de jours, il
tomba tout à coup privé de connaissance et paralysé du côté droit;
la connaissance revint bientôt; l'hémiplégie persista; mais, chose
remarquable, quelque temps après son attaque, cet homme commença à recouvrer la vue, qui, toutefois, resta très-faible [1].

Pour notre part, nous avons rencontré trois fois une congestion
des papilles plus ou moins marquée dans les apoplexies cérébrales,
avec hémiplégie persistante. Chez un de ces malades, la vue s'était
perdue deux jours après le coup de sang, mais elle était ensuite revenue à un degré tel qu'il pouvait distinguer et lire les gros caractères. Chez un autre, actuellement dans le service de M. le docteur
Vigla à l'Hôtel-Dieu, la vue s'était d'abord sensiblement troublée
dans l'œil droit, puis elle est revenue au point qu'il peut lire à l'aide
de cet œil, quoique avec une certaine difficulté ; l'examen ophthalmoscopique nous a fait découvrir une stase veineuse sensiblement
accusée dans la papille du nerf optique droit. Voici un autre cas
très-remarquable de la perte de la vue par suite de l'apoplexie située
au voisinage des centres nerveux de la vision. M. Calmeil l'a rapporté dans son travail sur les inflammations du cerveau [2].

Observation IX. — M. Renault commença à souffrir de la tête à l'âge
de cinquante-quatre ans et à manifester une disposition à la tristesse,
sans cesser cependant de vaquer à ses occupations habituelles. Cette in-

1. *Clinique médicale*, tome V, p. 374.
2. *Loc. cit.*, t. II, p. 493.

disposition durait depuis quinze jours, lorsqu'il fut pris, le 21 avril, une heure après son repas de midi, d'un violent malaise d'estomac accompagné de vertiges et d'efforts de vomissement. On s'empressa de le coucher et de lui administrer des boissons légèrement aromatiques : le vomissement ne tarda pas à survenir, mais on s'aperçut que les extrémités de ce malade tendaient à se refroidir, tandis que l'embarras de sa respiration semblait s'accroître. Un médecin, qu'on appela en toute hâte, constata les symptômes suivants : cécité complète, oblitération de la sensibilité dans tout le côté droit du corps, abolition de la sensibilité à gauche, contracture du bras gauche, paralysie des quatre membres, suspension de l'exercice intellectuel, embarras considérable de la respiration, efforts de vomissements. Mort.—*Autopsie.* Les os du crâne sont très-injectés; les méninges semblent à peu près dans leurs conditions normales. En soulevant les lobules postérieurs du cerveau, on aperçoit auprès des tubercules quadrijumeaux une petite éraillure dans la substance nerveuse : des coupes que l'on pratique en différents sens mettent à découvert des altérations considérables autant que nombreuses. L'hémisphère gauche du cervelet est très-ramolli et comme teint en jaune. Un caillot volumineux de sang noir en occupe le centre; la substance placée dans le voisinage de ce caillot est infiltrée de globules sanguins. L'hémisphère cérébelleux droit est comme malaxé avec du sang; ses fibres sont en même temps très-ramollies et imprégnées d'hématosine. La moitié droite de la protubérance annulaire est occupée par une petite extravasation sanguine lenticulaire. Le ventricule cérébelleux, le troisième ventricule, les deux ventricules latéraux sont distendus par du sang en partie liquide, en partie coagulé; quelques petites éraillures de peu d'importance se laissent voir à la surface des grands ventricules.

Cette observation montre que dans le cas où l'amaurose survient, l'apoplexie est toujours située dans les centres optiques ou dans leur voisinage.

§ 111. — Amaurose dans l'encéphalite ou le ramollissement cérébral.

Les auteurs ne sont pas d'accord pour définir cette affection, et, malgré les remarquables travaux de MM. Andral, Calmeil, Rostan, Lallemand, Bouillaud, la manière dont on doit interpréter sa pathogénie reste indécise. M. Lallemand admet qu'il y a toujours une injection sanguine qui précède le ramollissement; selon M. Calmeil, c'est la première période de l'encéphalite, période de rougeur capillaire avec extravasation récente d'une partie des éléments liquides du sang ; une seconde période est caractérisée par la formation des produits granuleux, et alors la substance nerveuse offre l'aspect d'un tissu ramolli et même désagrégé[1]. Cette opinion nous paraît la plus rationnelle et la plus conforme aux résultats que nous avons obtenus en étudiant les névrites optiques accompagnant les affections cérébrales aiguës ou chroniques. Seulement, nous sommes porté à admettre, par analogie, la troisième période ou période d'atrophie du tissu nerveux et de sclérose du tissu interstitiel. Nous avons observé ces différentes périodes dans les affections des nerfs et des bandelettes optiques et nous ne pensons pas qu'on puisse nier l'analogie intime de ces deux genres d'altérations. Dans ces encéphalites, on trouve des taches apoplectiques, des infiltrations séreuses, des exsudations plastiques jaunâtres ou blanchâtres, tout à fait comme dans une névrite optique, et comme cette dernière change infiniment de forme, de couleur et d'apparence, les parties enflammées du cerveau doivent nécessairement avoir des teintes et des colorations variées ; la consistance elle-même changera suivant la partie du cerveau qu'occupe l'affection. Si l'on admettait cette manière de voir, il nous semble qu'on éviterait l'extrême confusion qui existe dans la nomenclature des ramollissements, que l'on désigne sous les noms de ramollissements blanc, gris, rouge, jaune, etc. Ces dénominations, au lieu d'éclairer sur la nature de l'affection, embarrassent plutôt son étude et la rendent extrêmement difficile.

Les encéphalites locales aiguës ou chroniques peuvent se développer sous l'influence de causes très-variées ; tantôt ce sont des ruptures de vaisseaux qui les occasionnent. Il se déclare alors une inflammation active autour du coagulum, qui peut amener la cicatrisation et la guérison ; ou bien l'inflammation gagne de proche en proche les parties environnantes ; les fibres nerveuses se désagrégent et s'imbibent de plasma fibrineux ; le microscope fait voir une myriade de corpuscules granuleux et des gouttelettes de myéline.

M. Cruveilhier a très-exactement représenté dans son atlas l'aspect de la substance nerveuse enflammée.

Les tumeurs cérébrales provoquent aussi dans leur voisinage

1. Calmeil, *Maladies inflamm.*, 1859, t. II, p. 117.

des encéphalites symptomatiques, mais alors ces encéphalites sont moins vasculaires.

L'affection athéromateuse des parois des vaisseaux est incontestablement une des causes les plus fréquentes d'encéphalite locale. On trouve ordinairement le calibre des vaisseaux diminué avec épaississement et dégénérescence graisseuse de leurs parois. Souvent ils deviennent tortueux et variqueux. Les embolies artérielles peuvent aussi donner lieu aux mêmes altérations de la substance nerveuse.

L'encéphalite peut être complétement et pendant très-longtemps circonscrite dans une partie du cerveau, et n'entraîner que l'affaiblissement ou l'abolition des fonctions dans un seul membre, un seul muscle ou un seul sens. Ainsi, dans une encéphalite limitée aux bandelettes optiques ou aux tubercules, la vue peut être affaiblie ou même totalement perdue, sans que pour cela la santé du malade et son intelligence soient altérées. Ces malades peuvent vaquer à leurs affaires, aller dans le monde, causer agréablement comme à l'état normal. Seulement, on remarque à la longue que leur mémoire diminue ; ils accusent des douleurs de tête vers la région frontale ou occipitale ; quelquefois, ils ont des fourmillements dans les extrémités, des contractures passagères de certains muscles, souvent affaiblissement dans les jambes. Chez d'autres, il n'y aucun signe d'affection cérébrale ; tous les sens, excepté la vue, sont intacts ; ils n'ont pas de douleurs de tête, leurs forces sont conservées, et malgré cela l'encéphalite locale existe, et c'est elle qui est la cause de la cécité. Türck a pu ainsi trouver, dans un cas d'inflammation du nerf optique, une encéphalite occupant les corps genouillés[1].

Comme la durée de l'encéphalite chronique est très-longue, on comprend que les malades atteints de cécité dans cette circonstance peuvent vivre très-longtemps, sans que leurs fonctions intellectuelles et les forces vitales soient sensiblement affaiblies.

Il n'en est pas ainsi dans la périencéphalite chronique, appelée aussi *paralysie générale progressive*.

La marche de cette affection est progressive, quoique avec de fréquentes alternatives ; elle se développe dans différentes conditions,

1. *Zeitschr. der Gesel. der Aerzte zu Wien*, 1852, Bd. II, p. 301.

chez les aliénés aussi bien que sous l'influence de causes accidentelles; et, selon M. Grisolle il n'est pas rare de l'observer dans les
hôpitaux d'adultes aussi bien que parmi les malades de la ville [1].

La périencéphalite chronique se révèle par des lésions fonctionnelles plus ou moins généralisées; les malades continuent de marcher et d'agir, quoiqu'on observe chez eux une certaine incertitude
dans toutes leurs actions. Quant à l'affaiblissement de la vue,
il n'est pas fréquent, et, sur 56 cas rapportés par M. Calmeil,
trois malades seulement étaient atteints de la cécité complète; d'autres n'avaient accusé qu'un léger affaiblissement de la vue, tantôt
d'un seul œil, tantôt des deux côtés. Souvent ces désordres n'arrivent que dans la dernière période de la maladie. Chez un malade
de M. Andral (observation X, p. 419), la vue se perdit du côté où
existait la paralysie des membres et à une époque où il jouissait encore de toute son intelligence. D'autres fois, des hallucinations très-
variées et des plus bizarres s'observent dès la période d'invasion;
elles peuvent se prolonger pendant toute la durée de l'affection, et
apparaître à des intervalles plus ou moins longs. La marche de l'amblyopie présente les mêmes variétés; la vue s'améliore quelquefois
pendant quelque temps, et le médecin qui ne prendrait pas en
considération la cause de l'affection progressive pourrait confondre
la simple rémittence de la phlegmasie avec une guérison. Nous ne
voulons pas dire pour cela que la guérison soit impossible; la véritable guérison d'une amblyopie comme de la périencéphalite peut
être obtenue, mais elle est très-rare.

Les changements dans la forme de la pupille ont été observés
par plusieurs auteurs dans la périencéphalite chronique. La pupille
est élargie ou rétrécie dans les deux yeux au même degré, ou élargie
d'un côté et rétrécie de l'autre. MM. Calmeil et Baillarger ont démontré que les pupilles peuvent subir d'un mois à l'autre de fréquentes variations chez le même paralytique.

Nous avons quelquefois examiné à l'ophthalmoscope, dans le
service de M. Baillarger et dans celui de MM. Moreau et Vulpian à
la Salpêtrière, des malades atteints de paralysie générale; toutes
les fois que la vue était troublée ou perdue, nous avons reconnu

1. *Loc. cit.*, t. I, p. 503.

une atrophie progressive de la papille à contours bien tranchés ;
les vaisseaux centraux étaient conservés, mais les capillaires cérébraux de la papille ne se voyaient plus. Voici deux observations se
rapportant à l'encéphalite avec amaurose ; une est localisée, et
l'autre présente un ramollissement récent et généralisé de l'encéphale :

Observation X. — Une femme de trente-huit ans entra le 17 novembre
1846 dans le service de M. Beau (Hôtel-Dieu, annexe), vivant seule à
Paris et non sans avoir des rapports sexuels. Il y a deux ans, elle est subitement prise de céphalalgie violente continue, avec exacerbations noc-
turnes fréquentes. Pendant six mois, cette céphalalgie resta localisée à la
partie droite de la région frontale, puis disparut comme elle était venue.
Dès le début de la crise l'appétit a complétement cessé, et vers la fin, *la
vision de l'œil gauche a été brusquement supprimée*, sans affaiblissement,
ni troubles préalables de la vue. Plus d'un an s'écoule, et tout à coup, il
y a quatre mois, l'hémicrânie reparaît tout à fait semblable à la première, localisée à droite avec les mêmes paroxysmes ; en même temps,
affaiblissement de la vision à droite. M. Beau, prenant en considération
la physionomie et la marche de l'affection, pensa qu'elle pouvait être liée
à la cause syphilitique, et prescrivit un traitement mercuriel ; l'amélioration fut des plus rapides ; après deux ou trois jours de ce traitement, la
malade se crut guérie. Au commencement de janvier, la douleur revient
avec la même intensité qu'antérieurement ; la vision s'affaiblit à droite,
et la flamme d'une bougie paraît plus grande, pâle et brisée : rien de
particulier dans les mouvements, ni l'aspect de cet œil : à gauche, pupille immobile de même dimension qu'à droite. Les douleurs de tête
augmentent ; plus tard, le coma survient et la malade meurt le 13. —
Autopsie. La face supérieure du lobe antérieur gauche a une teinte
rosée et une mollesse marquée, et adhère fortement à la base du
crâne. La scissure médiane est déjetée à droite. La dure-mère est altérée
dans toute la face inférieure du lobe gauche. L'inflammation secondaire
de l'arachnoïde et de la pie-mère avec suffusion et œdème s'étend
sur la plus grande partie des régions environnantes ; elle attaque superficiellement le lobe droit à sa face inférieure jusqu'au sillon du nerf olfac-
tif, et de là se dirige en arrière vers les nerfs optiques. De ce côté, elle
envahit tout l'espace perforé jusqu'au lobe moyen, franchit le nerf optique, intéresse le *tuber cinereum* (qui est gris rougeâtre, saillant, de
forme demi-olivaire), la glande pinéale qui lui est sous-jacente, pour ne
s'arrêter qu'aux pédoncules du cerveau. Au-devant du chiasma et jusqu'au point où il franchit le trou optique, le nerf de ce nom est pulpeux,
rougeâtre et presque confondu avec les produits inflammatoires sécrétés

par les méninges. La moitié gauche du chiasma et de la portion du nerf qui lui est postérieure, ramollie presque jusqu'à la diffluence, est très-diminuée de volume et à peine distincte au milieu d'un détritus blanchâtre. Sous le lobe moyen, au contraire, le nerf revient à l'état normal, l'altération s'arrêtant brusquement au point où il s'enfonce entre le pédoncule cérébral correspondant et le lobe moyen. Les portions droites du nerf optique sont normales, sauf au niveau du chiasma où le névrilème est légèrement injecté, rougeâtre, un peu adhérent aux méninges malades. La pie-mère adhère intimement près de l'auréole ramollie à la dure-mère. A l'aide des incisions longitudinales, on constate, au niveau de la plaque adhérente de la dure-mère, un noyau inflammatoire formé aux dépens de la couche corticale, plus dur que la substance cérébrale, mais friable et d'un rouge brun. La substance du noyau contient trois ou quatre petites nodosités, qui sont pour M. Ricord des tubercules syphilitiques du cerveau.

L'observation qui précède a été communiquée à la Société anatomique, en 1847, par M. Courtain. Nous empruntons la suivante à la thèse de M. Meunier [1] ; elle est due à M. le professeur Vulpian.

Observation XI. — Marie-Françoise L....., âgée de soixante ans, fut admise comme aveugle à la Salpêtrière le 27 août 1860. Il y a quatre ans, elle a commencé à éprouver un affaiblissement de la vision. Elle est complétement *aveugle depuis trois ans*. La pupille de l'œil gauche est moins dilatée que celle de l'œil droit. *A l'examen ophthalmoscopique, on trouve les papilles blanches;* l'artère centrale de la rétine offre un volume normal. La malade entre à l'infirmerie dans le service de M. Vulpian pour une pneumonie. Le 19 février, elle ne parle plus, et il y a une hémiplégie complète du côté droit (face, membre supérieur et inférieur), avec abolition des mouvements spontanés ; bouche déviée, la commissure labiale relevée à gauche et abaissée à droite. Fièvre intense. La malade meurt le 20 février. — *Autopsie.* Ramollissement des couches superficielles du cerveau sur presque toute l'étendue de l'hémisphère gauche (substance grise et noyau blanc). Ce ramollissement offre par places une teinte rose pâle. Ramollissement rougeâtre nullement limité de la partie postérieure du corps strié gauche et de la couche optique du même côté. Dans l'hémisphère droit, ramollissement borné à quelques points de la substance blanche. Les lésions paraissent récentes. Les nerfs et les bandelettes optiques, notablement diminués de volume, sont aplatis et ont une teinte grise demi-transparente ; ils sont considérablement atrophiés. Pas d'atrophie appréciable des tubercules quadrijumeaux ni des

---

1. *De l'atrophie des nerfs et des papilles optiques.* Thèse, 1864.

corps geuouillés. L'examen au microscope des nerfs optiques les fait trouver très-ramollis. Par la pression, on fait sortir de leur névrilème comme une sorte de gelée grisâtre. Cette matière est formée d'une substance amorphe, finement grenue, parsemée de noyaux pour la plupart elliptiques et de quelques corps amyloïdes très-rares. Sur une coupe transversale de ces nerfs on voit en outre du tissu conjonctif à fibres parallèles, constitué probablement par les débris des anciens tubes nerveux dont quelques-uns très-grêles subsistent encore. Les bandelettes optiques également altérées contiennent quelques tubes nerveux, sains, au milieu d'un tissu analogue à celui des nerfs optiques.

Nous trouvons, dans les observations X et XI, des altérations notables dans le chiasma et les bandelettes optiques. Le siége primitif de l'affection cérébrale est plus ou moins éloigné des centres optiques ; mais, par la propagation du ramollissement d'une fibre à l'autre, elle s'est communiquée aux organes visuels et a amené dans la papille des désordres appréciables à l'ophthalmoscope.

§ IV.—**Méningite basilaire amenant des désordres dans les nerfs optiques.**

Le chiasma et une partie des bandelettes optiques sont recouvertes, sur une certaine étendue, par les membranes cérébrales qui les séparent des os du crâne. Cette disposition expose les nerfs optiques à subir dans les inflammations des méninges certaines modifications.

Il y a deux formes ou deux variétés de méningites : simple et tuberculeuse. Selon M. Grisolle, la première se rencontre le plus ordinairement chez les adultes, tandis que la seconde est plus spéciale aux enfants et sévit surtout, selon MM. Rilliet et Barthez, dans la période de six à huit ans.

La méningite simple, en particulier des adultes, est bornée à la convexité des hémisphères et peut même être limitée, d'après MM. Andral et Grisolle, à un seul lobe cérébral, au cervelet et même à une partie plus ou moins circonscrite de ces surfaces. La partie antérieure des hémisphères semble être, pour M. Andral, le siége le plus fréquent de ces méningites partielles. Plus rarement on la trouve à la base ; c'est pourquoi les nerfs optiques sont, dans la majorité des méningites simples, exempts de toute inflammation. Avec l'ophthalmoscope, nous nous sommes convaincu que la papille conserve dans ces cas son aspect normal, malgré l'intensité de la maladie. Ainsi, il nous a été possible d'observer, cette année, un malade du service de M. le professeur Trousseau (salle Sainte-Jeanne), atteint d'une méningite rhumatismale aiguë; les articulations devenues libres, la maladie s'était portée en entier aux membranes du cerveau et à la plèvre. Le malade avait une fièvre très-intense, accompagnée d'agitation, d'insomnie, de céphalalgie et du délire. Cet état a duré pendant une dizaine de jours, et l'examen ophthalmoscopique, que l'éminent professeur nous a autorisé à faire pendant toute la durée de la maladie cérébrale, nous a convaincu de l'intégrité des deux papilles. Nous sommes arrivé à des conclusions identiques avec un petit malade du service de M. le professeur Grisolle. Cet enfant, atteint d'une méningite à forme très-irrégulière, a été choisi plusieurs fois par les jurys comme sujet d'examen au concours des hôpitaux, à cause de la difficulté extrême du diagnostic. Il était important de chercher des renseignements du côté du nerf optique. L'exploration ophthalmoscopique a été pratiquée en présence de M. le professeur Grisolle; mais il nous a été impossible de découvrir la moindre altération dans la papille. Après quelques mois de traitement, le malade a quitté l'hôpital avec un mieux sensible. Il y avait chez ce malade une méningite simple, qui, étant éloignée du chiasma et des nerfs optiques, ne pouvait occasionner aucun désordre dans ces parties.

Des méningites simples basilaires peuvent se rencontrer dans des fièvres typhoïdes et occasionner des névrites optiques. Dans un cas semblable, la papille nous a paru plus injectée, la substance nerveuse était troublée, œdémateuse, et à l'autopsie nous avons constaté une infiltration purulente de la pie-mère, autour et en arrière du chiasma.

Il arrive aussi de voir des méningites basilaires accompagner les fièvres continues dans lesquelles l'exsudation purulente ou séroplastique se concentre près de la commissure des nerfs optiques ou du côté de scissure de Sylvius. Dans le premier cas, lorsque l'exsudation est très-abondante et qu'elle dure un certain temps, il se développe une injection dans les enveloppes du chiasma et des nerfs

optiques, et la papille devient injectée vers sa circonférence ; il y a
alors une légère infiltration séreuse du nerf optique. Ceci constitue
ce que nous avons appelé périnévrite. La papille ne perd ordinairement presque rien de son apparence normale ; souvent même l'infiltration est si légère qu'elle échappe à l'examen superficiel. Ici, la
vue n'est même pas sensiblement endommagée. En général, cette
forme est moins grave et peut parfaitement se dissiper sans laisser
de désordres du côté de la vue. Dans d'autres cas, au contraire,
l'infiltration s'accumule considérablement autour du chiasma, la pie-
mère et le tissu sous-arachnoïdien augmentent d'épaisseur ; par
suite de l'infiltration purulente , l'inflammation se porte dans la
substance même des nerfs optiques, et il se développe une véritable
névrite. Ces cas sont plus graves qu'on ne le pense au premier
abord, et l'inflammation du nerf lui-même indique que non-seulement les membranes cérébrales sont malades, mais que la substance
du cerveau est aussi atteinte, et qu'il y a en somme une méningo-
cérébrite. Stellwag von Carion a vu des névrites optiques dans la
fièvre typhoïde, et, quelques années plus tard, faisant l'autopsie des
mêmes malades, morts d'une autre maladie, il a trouvé d'anciennes
exsudations organisées dans les méninges et une fois dans la substance cérébrale elle-même. Dans tous les cas, les nerfs optiques
étaient atrophiés.

Le *pronostic* des deux formes de névrite est différent ; il est plus
grave dans la seconde variété, tant au point de vue de la faculté
visuelle que par rapport à la conservation de la vie.

La *méningite tuberculeuse* ou granulée présente à peu près les
mêmes symptômes que la méningite simple, et on les confond très-
facilement.

Ainsi, dans l'une comme dans l'autre, on constate de la céphalalgie, des vomissements, de l'agitation, du délire, des convulsions, du coma et de l'insensibilité avec des contractures et des
paralysies de certains muscles. Les altérations du côté de la vue
s'observent dans les deux formes quelquefois au commencement,
mais c'est plus rare ; le plus souvent, elles ne se montrent que dans
la deuxième période , la période exsudative. On remarque une
dilatation égale ou inégale des deux pupilles ; strabisme divergent

ou convergent et un affaiblissement ou la perte totale de la vue, comme l'ont observé M. Andral [1] dans les méningites idiopathiques, et M. Trousseau [2] dans les méningites qui accompagnent les fièvres typhoïdes à forme ataxique ou dans la période de convalescence des différentes autres formes de dothiénentérie.

Ce n'est qu'en comparant les antécédents du malade, le début et la marche de l'affection, qu'on peut reconnaître une méningite simple de la méningite tuberculeuse. Une méningite se déclarant chez un phthisique sera le plus souvent de nature tuberculeuse. La marche lente, irrégulière et rémittente, avec des améliorations et des recrudescences fréquentes, est toujours propre à l'affection granuleuse.

L'ophthalmoscope peut, dans certains cas, ajouter quelques signes au diagnostic différentiel de ces deux maladies, notamment lorsqu'il y a une inflammation franche de la substance du nerf optique, qui correspond à l'inflammation non-seulement des méninges, mais du cerveau lui-même. Cette dernière circonstance arrive quand il y a des tubercules déposés dans le cerveau, ou lorsque l'inflammation s'est transportée dans la substance nerveuse, comme l'a démontré M. Charpentier [3].

Aux altérations tuberculeuses des membranes du cerveau se joint encore, dans les deux tiers des cas, dit M. Valleix, un ramollissement avec pointillé rouge des nerfs optiques et de leur commissure. Ce ramollissement n'a guère qu'une ligne de profondeur [4]. On voit, par conséquent, que dans les cas rapportés par M. Valleix, il y avait une périnévrite, forme que nous avons signalée comme étant la plus propre aux méningites.

Il y a quelque temps, M. Bouchut nous fit l'honneur de nous appeler pour examiner un enfant de son service (hôpital des enfants de la rue de Sèvres) ; ce petit malade était atteint d'une méningite tuberculeuse des plus intenses. Nous avons pu constater que les deux papilles présentaient une névrite optique essentielle, ce qui

1. *Loc. cit.*, t. V, p. 178.
2. *Clinique méd. de l'Hôtel-Dieu de Paris*, 1861, t. I, p. 191.
3. *De la nature et du traitement de la maladie dite hydrocéphale aiguë.* Paris, 1837, p. 163.
4. *Arch. gén. de médecine*, janvier 1838, *De la méningite tuberculeuse chez les adultes*.

était pour nous un signe certain non-seulement de méningite, mais de méningo-encéphalite. L'autopsie a démontré, en effet, qu'il y avait, avec les signes ordinaires de la méningite, quelques tubercules dans le cerveau lui-même.

Le *diagnostic* différentiel de la méningite tuberculeuse et de la fièvre typhoïde est presque toujours facilement établi ; ainsi que le fait remarquer M. Grisolle, on ne trouvera pas dans la première les épistaxis, la diarrhée, le météorisme, le développement de la rate, les râles sibilants de la poitrine et l'éruption des taches lenticulaires. M. Bouchut a cherché en outre un autre signe différentiel dans l'aspect de la papille du nerf optique. Ces signes pourraient, en effet, être fournis par le miroir oculaire dans quelques cas particuliers, mais ces cas sont très-rares, croyons-nous ; et encore, les modifications que subit le nerf optique ne nous montrent-elles rien autre chose que l'affection cérébrale qui peut se rencontrer tout aussi bien dans la fièvre typhoïde que dans la méningite tuberculeuse. Aussi, sans nier l'importance des altérations de la papille, nous ne voyons pas, jusqu'à présent, qu'il soit possible d'établir toujours, à l'aide de l'ophthalmoscope, le diagnostic des méningites, puisque, comme nous le disions tout à l'heure, les signes obtenus par cette voie sont très-souvent négatifs. Mais il n'est pas moins vrai que les recherches ophthalmoscopiques peuvent quelquefois donner des indications importantes. MM. Graefe et Stellwag avaient déjà indiqué ce résultat, et les recherches de M. Bouchut contribueront, nous n'en doutons pas, à éclairer les points restés obscurs jusqu'à ce jour.

Nous devons à l'obligeance de M. le docteur Peter, chef de clinique à l'Hôtel-de-Dieu, l'observation suivante, qui présente un intérêt particulier, en ce sens que le diagnostic était excessivement obscur ; l'ophthalmoscope seul nous a permis de préciser avec certitude l'altération des méninges.

OBSERVATION XII. — Madame X..., âgée de 28 ans, ancienne actrice, est entrée le 31 mars dernier à l'Hôtel-Dieu dans le service de M. le professeur Piorry; elle se plaignait de douleurs sus-orbitaires des plus violentes, augmentant la nuit au point qu'elle se déchire le visage, et qu'on est forcé de lui attacher les mains. Elle n'a pas de fièvre, son pouls est lent et régulier. Elle n'a pas de vomissements ; ses digestions se font normalement, et elle n'est pas constipée. L'intelligence est conservée. L'idée d'une méningite ne pouvait guère venir à l'esprit de personne ; prenant, au contraire, en considération l'exacerbation nocturne des douleurs et l'existence assez aventureuse de la malade, M. le docteur Peter attribua ces douleurs à une céphalée syphilitique et prescrivit un traitement spécifique. Aucune amélioration n'a été obtenue par ce traitement ; les douleurs persistaient au même degré. La malade se plaignait, en outre, d'une diplopie, ce qui permettait de supposer l'existence d'une affection cérébrale. M. Peter nous appela pour examiner les yeux. Le délire dans lequel nous avons trouvé la malade ne nous a pas permis d'étudier sa diplopie ; à l'aide de l'ophthalmoscope, nous avons constaté que la papille des deux yeux était infiltrée à sa périphérie ; ses contours étaient très-mal accusés. Dans la papille droite, on remarque une injection capillaire plus prononcée qu'à l'état normal ; le centre de la papille conserve au contraire sa teinte blanche. Une petite hémorrhagie existe à la partie supérieure et externe de la papille ; quelques traînées blanches se prolongent le long des vaisseaux. La paupière gauche est légèrement abaissée. Ces signes nous ont permis de diagnostiquer avec certitude une méningite basilaire. Les jours suivants, l'état de la malade s'aggrave sensiblement ; une autre tache apoplectique apparaît sur sur la rétine droite, et les exsudations blanches augmentent au voisinage des vaisseaux ; la papille est devenue trouble à la périphérie. La figure n° 3 de notre planche coloriée représente exactement l'état dans lequel nous avons trouvé la rétine et la papille droite deux jours avant la mort. Dans l'œil gauche, il n'y avait pas d'apoplexie, mais la papille était œdématiée. Mort le 28 avril. — *Autopsie.* Encéphale sain ; il n'y a pas de liquide dans les ventricules. Les méninges sont enflammées et épaissies au niveau de la scissure de Sylvius et autour du chiasma et du bulbe. Dans ces parties, la pie-mère est infiltrée d'une matière semifluide, comme purulente ; il y a en outre beaucoup de granulations. Dans les poumons, on trouve des granulations miliaires. Nous avons confié le chiasma des nerfs optique avec les méninges malades à M. Legros, élève distingué de M. Robin ; en faisant des recherches microscopiques, il a pu se convaincre que la pie-mère contenait une masse considérable de granulations tuberculeuses. Les fibres du nerf optique n'étaient pas changées, mais la gaîne de ce nerf était infiltrée, ramollie, et contenait des globules de pus.

CHAPITRE II

TUMEURS DE LA BASE DU CRANE DONNANT LIEU
A UNE AMAUROSE

Parmi les causes diverses des amauroses et des altérations du nerf optique, les tumeurs de l'encéphale occupent incontestablement la place la plus considérable. Presque toutes les variétés de tumeurs ont été observées dans le cerveau et la boîte crânienne : les tumeurs fongueuses et les exostoses syphilitiques, les mélanômes et les tubercules des méninges. Les tumeurs fibro-plastiques et cancéreuses, les kystes, etc., peuvent comprimer les nerfs optiques et amener la cécité. Nous ne possédons aucun moyen de diagnostiquer durant la vie la nature de la tumeur; mais l'examen à l'ophthalmoscope et l'étude des symptômes fonctionnels permettent de préciser le point exact où siége le mal dans le cerveau ou à la base du crâne. Pour étudier plus complétement cette partie de la pathologie cérébro-oculaire, nous devons nous occuper séparément des tumeurs situées à la base du crâne, et de celles qui prennent naissance dans le cerveau.

On sait que la base du crâne présente de chaque côté trois excavations : l'*excavation cérébrale antérieure* ou *éthmoïdo-frontale*, limitée par les bords des petites ailes du sphénoïde ; la *fosse cérébrale moyenne*, s'étendant jusqu'au bord supérieur du rocher ; et la *fosse cérébelleuse* ou *postérieure*, qui loge le cervelet. Les tumeurs peuvent naître dans chacune de ces fosses.

§ 1. — Amaurose due aux tumeurs de l'excavation ethmoïdo-frontale.

Ces tumeurs sont attachées à la dure-mère, ou bien elles naissent au-dessous de cette membrane et font corps avec les os frontaux. Situées dans cette région, elles compriment graduellement le

cerveau. Quelquefois elles détruisent la voûte orbitaire et se portent dans cette cavité ; d'où résulte la projection de l'œil en avant
et la compression du nerf optique. Les tumeurs fongueuses de cette
même région se portent facilement en arrière, principalement quand
elles sont implantées près de la *crista galli ;* elles amènent une
compression des nerfs olfactifs et optiques, comme le rapporte
M. Mackenzie [1].

M. Durand-Fardel relate (*Bulletin de la Société anatomique,*
1836, p. 135) un cas très-intéressant de tumeur de la *crista
galli,* suivie de l'amaurose.

OBSERVATION XIII.—Le 1er mars 1836, est entré à l'infirmerie un jeune
homme de 20 ans; à l'âge de 14 ans, il est devenu sujet à des rhumes fréquents et à des hémorrhagies nasales. Du moment où celles-ci cessèrent
la santé commença à se détériorer. Quatre mois avant son entrée à l'hôpital, il fut pris tout à coup de surdité, du côté gauche, et bientôt après
du côté droit; enfin, il y a deux mois, il perdit la vue du côté droit et un
mois après de l'autre côté. Les yeux sont ouverts, complétement immobiles, les pupilles très-dilatées ne se contractent pas ; il y a cécité complète. Les mouvements sont libres, l'intelligence bien conservée. Il n'y
a point de signes de tubercules dans les poumons. Les jours suivants, il
s'affaisse, la parole s'embarrasse, la surdité semble devenir plus complète.
Mort dans la nuit du 4 au 5 mars. — *Autopsie.* Il y a peu d'adhérence
entre la dure-mère et les os. Sur la face cérébrale et au niveau du lobe
postérieur de l'hémisphère droit, trois ou quatre lignes au-dessous de la
tente du cervelet, il existe une tumeur ayant à peu près trois pouces de
diamètre, bosselée, dure, offrant l'aspect d'une tumeur encéphaloïde ;
elle est est d'une couleur vert-pomme très-foncé, et placée évidemment
entre la dure-mère et l'arachnoïde. Ces deux membranes ne présentent
aucune altération autour et au-dessus d'elle. A la partie antérieure de la
base du crâne, on voit une tumeur semblable, un peu moins consistante,
grosse comme une petite noix, placée comme à cheval sur l'apophyse
crista galli et très-adhérente à cette apophyse. Le cerveau n'offrait aucune
altération au niveau des tumeurs des méninges ; ces tumeurs avaient
seulement laissé à sa surface une impression très-superficielle.

M. Cruveilher [2] a trouvé une tumeur cancéreuse de la dure-
mère, située sur l'os ethmoïde et qui s'étendait en arrière jusqu'à la

1. *Loc. cit.,* t. I, p. 106.
2. *Anat. pathol. du corps humain,* 1830, 8e livraison, pl. III, fig. 1 et 2.

selle turcique et avait occasionné la perte de l'odorat, puis de la vue.

Dans d'autres cas, ce sont les tumeurs de la voûte orbitaire, qui peuvent perforer l'os, se transporter du côté de la voûte crânienne et occasionner la compression du cerveau et des nerfs optiques. On trouve dans ces cas une atrophie ou un œdème de la papille. M. Graefe a relaté un cas très-intéressant d'une tumeur cancéreuse qui, après avoir rempli toute la voûte orbitaire, s'était portée, en perforant l'orbite, jusqu'au lobe antérieur du cerveau et avait occasionné sa suppuration. Il y avait à la base une méningite avec exsudation puriforme [1]. M. Demarquay cite un cas rapporté par le Dr Dumas à la Société de chirurgie, d'une tumeur fibro-plastique des os du crâne, qui dépendait d'une hypérostose avec éburnation de la portion écailleuse du temporal. A la face orbitaire du frontal, immédiatement en avant du trou optique, on trouva une tumeur identique à celle du crâne et qui devait comprimer, comme le dit M. Demarquay, le nerf optique, et concourir avec l'hypertrophie osseuse à l'amaurose et à l'exophthalmie [2].

Dans le courant de l'année 1860, nous avons assisté à une ablation de polype naso-pharyngien, pratiquée par M. Nélaton à l'aide de sa méthode ingénieuse, qui donne un accès si facile au point d'implantation de la tumeur. Voici l'observation de ce malade, qui succomba quelques mois plus tard par suite de l'invasion de cette tumeur dans le crâne.

OBSERVATION XIV.— Emmanuel S...., âgé de 17 ans, est entré dans le service de M. Nélaton en 1860, au mois de mai, atteint d'un polype naso-pharyngien qui se développait depuis trois ans. A l'examen extérieur, on a constaté une exorbitis de l'œil gauche, avec paralysie complète de la troisième paire. La pupille était dilatée et la vue complétement abolie. L'examen ophthalmoscopique, que nous avons fait à ce moment-là, nous a permis de constater une atrophie très-notable de la papille gauche avec conservation des vaisseaux centraux. L'œil droit était sain. M. Nélaton expliquait l'amaurose de ce malade par l'introduction du polype dans le sinus sphénoïdal, qui a pu perforer la paroi supérieure de cet os ou bien la lame criblée de l'ethmoïde, pénétrer ensuite dans le crâne et y produire la compression du nerf optique. L'ablation de

1. *Archiv f. Ophth.* v. Graefe, Bd I, abth. I, p. 417.
2. *Traité des tumeurs de l'orbite.* Paris, 1860, p. 489.

la tumeur fut pratiquée avec un résultat immédiat remarquable ; puisque, quinze jours après l'opération, l'exophthalmos avait diminué, la paupière s'était relevée et la pupille contractée. Le malade alla très-bien pendant plusieurs semaines, lorsque tout à coup, il fut pris d'accidents cérébraux des plus graves, et mourut des suites de cette complication. L'autopsie confirma le diagnostic de M. Nélaton, le sinus sphénoïde était rempli de la masse fibro-plastique, qui s'était portée de là dans la voûte crânienne du côté des lobes antérieurs et avait occasionné une encéphalite mortelle.

Diagnostic.—Les tumeurs situées dans la fosse cérébrale antérieure et attachées à la dure-mère se portent ordinairement vers l'une ou l'autre moitié du crâne, détruisent l'os ou le dépriment et font saillie dans l'orbite. On trouve alors les signes assez certains de la maladie : il y a une exophthalmie avec déviation plus ou moins marquée de cet organe. La pupille se dilate et la vue se perd petit à petit, par suite de la compression exercée sur le nerf optique. L'ophthalmoscope accuse une infiltration de la papille ou une atrophie. Un des signes caractéristiques, précurseur même de l'affection oculaire, est la perte de l'odorat, les nerfs olfactifs étant les premiers comprimés ou détruits. Quelquefois, il peut arriver que le malade ait des épistaxis très-abondantes, quand la tumeur est située près de la *crista galli* et sur l'os ethmoïde. Ces signes et ceux que nous venons de rappeler, ainsi que la céphalalgie, la perte de la mémoire, la difficulté de parler, etc., permettent au praticien de localiser avec certitude le siége du mal.

§ 11.—**Amaurose consécutive aux tumeurs de l'excavation sphéno-temporale.**

L'excavation sphéno-temporale, appelée aussi *fosse cérébrale moyenne,* est occupée dans sa partie latérale par le lobe moyen du cerveau, que nous laissons de côté, comme étant éloigné des organes centraux de la vision. Sur la ligne médiane, cette excavation présente les gouttières optiques, la fosse pituitaire ou selle turcique avec les apophyses clinoïdes. Cette région correspond au chiasma et aux bandelettes optiques ; et les moindres désordres qui s'y manifestent, tels que caries des os, exsudations, anévrismes et tumeurs, sont suivis presque à coup sûr d'un affaiblissement ou d'une perte complète de la vue.

Les lésions que l'on rencontre dans cette partie sont de deux sortes : elles proviennent d'une cause traumatique, ou bien elles sont dues à une dégénérescence cachectique et organique.

1. TUMEURS SOUS-PÉRIOSTIQUÈS ET FRACTURES DE LA BASE DU CRANE.

Les causes traumatiques occasionnent des fractures des ailes de l'os sphénoïde, près du trou optique et du corps sphénoïde lui-même. Il s'ensuit quelquefois une compression ou une déchirure du nerf optique par les esquilles osseuses, avec une atrophie de la papille. M. Legouest a représenté, dans une des figures de son *Traité de chirurgie d'armée* (p. 291), une pièce conservée dans le musée du Val-de-Grâce, où l'on voit une fracture de la selle turcique avec de nombreuses esquilles. Mais, dans ces sortes de fractures, la présence des esquilles manque souvent, et d'après M. Broca, elles ne donnent pas lieu aux tumeurs sanguines sous-périostiques; c'est pourquoi la vue reste le plus souvent intacte. Sur 57 fractures du crâne, nous n'avons trouvé qu'une seule fois l'amaurose. Sur les 195 cas d'atrophie de la papille qui se sont présentés à notre observation, quatre fois seulement nous avons trouvé des signes de fractures du crâne suivies de la perte de la vue unilatérale. En voici un exemple remarquable observé l'année dernière dans le service de M. Nona, et que nous avons pu étudier avec tous les détails nécessaires, grâce à l'obligeance bienveillante de ce chef de service.

OBSERVATION XV. — M. Gonda, âgé de 23 ans, charbonnier, demeurant à Paris, fut apporté à la Charité le 7 octobre 1864. En voulant enlever d'une voiture un sac de charbon, il perdit l'équilibre et tomba si malheureusement que sa figure heurta le pavé. Il resta étendu sans connaissance. On l'avait saigné de suite, mais il n'était revenu à lui que deux jours après. Voici l'état dans lequel il fut apporté à l'hôpital : L'œil gauche est très-rouge, par suite d'une ecchymose considérable sous-conjonctivale. L'apophyse montante du maxillaire supérieur gauche présente une dislocation en haut et forme une saillie près du point lacrymal. Les os du nez ont été fracturés. La pupille de cet œil est dilatée; les premiers jours de l'accident, l'œil était saillant et il y avait paralysie de la sixième paire. La paupière inférieure est légèrement ectropionnée. La joue est insensible. La vue de l'œil gauche est complétement abolie. A l'examen ophthalmoscopique, pratiqué par nous en présence de M. Nona et de ses élèves, il a été facile de constater que la papille était atrophiée. Le malade est resté pendant un mois entier à l'hôpital, soumis au traitement dérivatif; la santé générale s'est bien rétablie, la vue de l'œil droit est conservée; mais l'œil gauche est resté amaurotique.

Évidemment il y avait là une fracture au voisinage du trou qui donne passage au nerf optique, ce qui avait occasionné la compression et l'atrophie de ce nerf.

Dans les fractures du crâne, le sang épanché se trouve le plus souvent entre la dure-mère et l'arachnoïde, et tout le cerveau reste comprimé, à tel point que le malade devient le plus souvent insensible à tout ce qui se passe autour de lui. La commotion cérébrale qui accompagne ces fractures est la cause de cette insensibilité générale. Dans ces cas, les pupilles se contractent et se dilatent indépendamment de la lumière, comme le remarquent Brodie et Richelot. Souvent elles sont dilatées, et quelquefois contractées outre mesure, et il n'est pas rare de trouver, d'après M. Richelot, la perte de la parole, de l'odorat, du goût, de l'ouïe et de la vue.

Dans les examens ophthalmoscopiques que nous avons faits dans le service de M. le professeur Laugier, sur un très-grand nombre de malades atteints de fractures du crâne et de commotion cérébrale, nous n'avons jamais pu constater aucun changement dans la papille. Il résulte de là que, dans ces sortes de lésions, le diagnostic ne pourra être que très-rarement éclairé par l'ophthalmoscope. On puisera, par conséquent, les renseignements sur le siége et la gravité de la fracture dans les *signes rationnels*, tels que l'écoulement du sang par la bouche ou le nez, l'issue du liquide séreux par l'oreille, l'ecchymose sous-conjonctivale, la saillie du globe de l'œil, etc.

2. ALTÉRATIONS DE LA GLANDE PITUITAIRE.

a. Hypertrophie de la glande. — On rencontre quelquefois une hypertrophie de la glande pituitaire, avec un développement considérable du tissu interstitiel et des vaisseaux. Cette vascularisation anormale peut, dans certaines conditions, donner lieu à des épanchements de sang abondants qui, en distendant la glande, produiront une compression presque instantanée du chiasma, et par suite une amaurose. A l'ophthalmoscope, on trouvera dans ce cas une névrite optique. Nous avons eu l'occasion d'étudier cette année, dans le service de M. Cusco, un cas de ce genre et d'en suivre toutes les phases. Il présente un intérêt tout particulier qui nous décide à le relater.

OBSERVATION XVI. — M. Thuillard, âgé de 48 ans, fut reçu à l'hôpital Lariboisière, dans la salle Saint-Napoléon, n° 26, par M. le docteur Péan, qui remplaçait dans ce moment M. le docteur Cusco. Ce malade est bien constitué, robuste, se plaint de voir très-trouble depuis à peu près 4 ou 5 mois; il dit n'avoir jamais souffert de la tête; mais, depuis que sa vue s'affaiblit, il ressent une certaine pesanteur à la partie frontale. Il n'est pas très-solide sur ses jambes, ressent par moments des élancements semblables à ceux de l'ataxie locomotrice. Les pupilles sont un peu plus larges qu'à l'état normal et peu mobiles. Le malade lit à peine les lettres du n° 18 de l'échelle de Jaeger, et ne peut pas distinguer les couleurs. L'examen ophthalmoscopique, fait en présence de M. Péan et de M. Fumouze, interne du service, nous fait constater une atrophie des deux papilles; les vaisseaux capillaires cérébraux sont atrophiés, tandis que les vaisseaux centraux ont conservé leur volume.

Cet état est resté le même durant les deux premières semaines de son séjour à l'hôpital, lorsque, pendant la nuit du 22 au 23 août, le malade fut frappé d'apoplexie cérébrale. Cet accident a débuté par des vomissements très-violents, des douleurs très-vives à la tête et perte de connaissance. Le lendemain, état comateux; mouvement continuel de la mâchoire; il ne répond pas aux questions qu'on lui adresse; les yeux sont fermés, et, en soulevant les paupières, on trouve les pupilles extrêmement dilatées et immobiles; les membres supérieur et inférieur du côté droit sont dans une résolution complète. L'examen fait avec notre ophthalmoscope au lit du malade nous permet de constater une névrite optique double : les veines sont excessivement tortueuses et variqueuses, principalement au voisinage de la papille; cette dernière est considérablement gonflée, œdémateuse, quoiqu'elle n'ait pas la couleur rouge propre aux autres névrites, précisément à cause de l'atrophie qui a précédé cette inflammation. Le lendemain, le même état persiste, et on remarque en outre une légère déviation de la bouche à gauche. L'infiltration et l'engorgement veineux sont beaucoup plus considérables dans la papille gauche. — 29 *août*. L'hémiplégie est devenue beaucoup plus accentuée. Agonie très-longue. Mort. — L'*autopsie* est faite le 30 août, en présence de M. Cusco, et nous constatons l'état suivant : Rien dans la duré-mère, beaucoup de liquide céphalo-rachidien. Le cervelet est ramolli; les ventricules latéraux contiennent du liquide sanguinolent. Dans la partie antérieure du corps strié gauche, on trouve un noyau apoplectique gros comme une grosse noisette. Les bandelettes optiques sont très-ramollies et atrophiées au point qu'on les distingue à peine à la surface des pédoncules cérébraux; ils sont d'une teinte gris-jaunâtre. En se rapprochant du chiasma, on les trouve énormément gonflées et ramollies, ainsi que le chiasma lui-même. La glande pituitaire a acquis un volume considérable; elle est très-rouge, vasculaire et distendue par le sang. Les autres parties du cerveau ne présentent rien de particulier.

L'examen microscopique des bandelettes optiques, du chiasma et de la glande pituitaire a été fait par M. Ranvieux; voici ce qui a été constaté : Les bandelettes optiques et le chiasma sont considérablement ramollis et contiennent une grande quantité de corpuscules granuleux. Les tubes nerveux ne paraissent pas être modifiés; les parois des petites artères et des capillaires sont athéromateuses. Dans les parties atteintes d'apoplexie, les vaisseaux sont fortement dilatés et présentent des espèces d'anévrismes en forme d'ampoules. La glande pituitaire est volumineuse, gorgée de sang, et offre aussi des dilatations capillaires et des épanchements sanguins.

Cette observation est intéressante à plusieurs points de vue : 1.º les désordres des bandelettes optiques et du chiasma sont de date ancienne; ils proviennent d'une altération athéromateuse des vaisseaux qui a occasionné une inflammation chronique de ces organes et une atrophie consécutive de la papille ; 2º au moment de l'accident apoplectique, il est survenu une infiltration considérable des deux papilles qui nous a autorisé à diagnostiquer une tumeur de la base du crâne à sa partie antérieure. L'autopsie a pleinement confirmé ce diagnostic ; 3º quant à l'hémiplégie, elle était indépendante de l'hypertrophie de la glande pituitaire et n'était due qu'à l'apoplexie du corps strié; 4º la cause originaire de tous ces désordres est, sans aucun doute, l'altération athéromateuse des vaisseaux.

b. Tumeurs cancéreuses de la glande pituitaire. — La glande pituitaire subit quelquefois la dégénérescence cancéreuse qui, plus que toute autre, comprime le nerf optique et amène la cécité. Des cas de ce genre ont été décrits par Morgagni (*Epist.* III, IV, IX et XII), Bichat (*Anatomie descriptive*, t. II, p. 75) et Rullier (*Archives gén. de méd.*, 1823, p. 302); mais les détails les plus intéressants se trouvent dans le remarquable travail de M. Rayer [1]. Ce praticien distingué rapporte cinq observations de tumeurs de la glande pituitaire. Voici le résumé des plus importantes :

OBSERVATION XVII (1re de M. Rayer).—Chez le malade qui fait le sujet de cette observation, il y a eu diminution de la mémoire et de l'intelligence, et l'amaurose double est survenue consécutivement. La glande pituitaire était beaucoup plus volumineuse que dans l'état normal, elle avait un pouce et demi de diamètre; son tissu était plus dense, parsemé de petits points rougeâtres; l'arachnoïde qui correspondait à la surface supérieure de la glande était opaque, les nerfs optiques comprimés à leur entre-croisement, aplatis, jaunâtres, demi-transparents, peu résistants et atrophiés.

OBSERVATION XVIII (4e de M. Rayer). — La maladie est caractérisée par des douleurs de tête; pesanteur dans les orbites. L'assoupissement survient bientôt et est suivi d'amaurose. Les pupilles sont dilatées. Surdité à droite. Membres engourdis. —*Autopsie.* Une tumeur de la glande pituitaire, de volume considérable, adhère aux apophyses clinoïdes postérieures; celles-ci sont en partie détruites.

OBSERVATION XIX (3e de M. Rayer, empruntée à Vieussens). — Le malade était amaurotique de l'œil gauche seul. A l'autopsie, on a constaté une tumeur de la grosseur d'un œuf de poule, adhérente à la pie-mère, à la moelle allongée et aux apophyses clinoïdes. Elle était formée aux dépens de la glande pituitaire et portée davantage vers le côté gauche.

OBSERVATION XX (2e de M. Rayer). — J. Austin, âgé de 38 ans, était depuis trois ans affecté d'un trouble de la vue, accompagné de douleurs intenses à la partie antérieure de la tête. Plus tard, ces douleurs augmentèrent; il survint de l'assoupissement suivi de la cécité complète. L'emploi du calomel a fait revenir pour quelques jours la faculté visuelle et diminuer la céphalalgie; mais bientôt les mêmes accidents reparurent, la cécité revint, suivie du coma et de la mort.—A la dissection, on trouva une tumeur considérable qui s'élevait de la région de la glande pituitaire et comprimait les nerfs optiques.

M. Chevalier a publié dans le *Journal universel* (t. XLIX, 1828, p. 113) une observation de tumeur de la région pituitaire qui a amené successivement l'altération de la vue, de l'ouïe et de l'odorat.

1. *Archives gén. de méd.*, 1823, t. III, p. 850.

Un médecin italien distingué, M. Temputi, a observé un malade qui fut pris subitement d'une cécité complète et qui bientôt après est mort par suite de graves accidents cérébraux. A l'autopsie, M. Temputi a découvert une grosse tumeur de la glande pituitaire, qui comprimait et aplatissait les deux nerfs optiques [1].

Ces quelques observations nous démontrent une persistance des douleurs dans la partie antérieure de la tête et les symptômes de compression cérébrale vers la fin de la maladie. Il y a, en outre, perte de l'odorat et du goût.

Quoique nous ne puissions pas préciser pendant la vie si la tumeur occupe la glande pituitaire, ou les parties environnantes, la compression simultanée des nerfs olfactifs qui suit l'amblyopie et l'absence de paralysie des muscles de l'œil et de la face, peuvent nous guider jusqu'à un certain point dans le diagnostic. Ici, l'ophthalmoscope fait découvrir une névrite, occasionnée par la compression immédiate du chiasma et des nerfs optiques.

c. Destruction complète de la glande pituitaire. — La science possède quelques cas de destruction complète de la glande pituitaire, survenue à la suite d'une affection osseuse de la selle turcique. Un exemple de ce genre est relaté dans la *Clinique médicale* de M. Andral (t. V, p. 39). Le malade avait du délire, de la dyspnée et un *pleurosthotanus.* A l'autopsie, on a constaté l'absence de la glande pituitaire, remplacée par une collection de pus. Aucun changement du côté de la vue n'a été signalé. Il est vrai que l'observation fut très-incomplète, comme le dit M. Andral lui-même, en raison de l'époque avancée à laquelle le malade a été examiné pour la première fois. Nous trouvons un fait semblable, communiqué par M. Boudet à la Société anatomique en 1840. Dans ce cas, la destruction était complète aussi; il y avait de plus strabisme et dilatation de la pupille; mais, à en juger par les termes de la communication, la vue n'était pas totalement éteinte.

Voici d'ailleurs cette observation intéressante à plusieurs points vue :

OBSERVATION XXI. — Une petite fille de 4 ans était depuis trois mois

1. *Gaz. med. italiana toscana,* 1851.

atteinte du côté gauche d'une exophthalmie, qui était survenue peu à peu. La malade éprouva des convulsions, des vomissements, de la fièvre, un peu d'hémiplégie à gauche, puis s'affaiblit et tomba dans le coma. Le deuxième jour, il survint du strabisme du côté droit; l'œil gauche était très-saillant. On remarqua dans les derniers jours que, lorsqu'on l'exposait à une lumière vive, la pupille se dilatait. Morte le vingt-quatrième jour, de la méningite tuberculeuse. — A *l'autopsie*, on trouva, sous la paupière supérieure gauche, un trajet fistuleux communiquant avec une masse tuberculeuse qui avait rongé la paroi supérieure de l'orbite et pénétré dans la cavité du crâne, où elle s'étendait sur toute la fosse sphénoïde et sur la selle turcique; d'où disparition complète de *la glande pituitaire*. Le nerf optique gauche était légèrement comprimé. La tumeur avait perforé la dure-mère et pénétré jusque sous la pie-mère. Des masses tuberculeuses avaient creusé à leur niveau les os du crâne. Il y avait de la matière tuberculeuse infiltrée dans le corps du sphénoïde. Le cerveau était sain. Pas de trace de tubercule dans les poumons.

3. KYSTES SUR LE CHIASMA, OU A SON BORD POSTÉRIEUR.

Des kystes de différente nature se développent souvent sur la surface et dans les interstices des membranes cérébrales et par suite sur le chiasma lui-même. Magendie a publié un cas de cécité complète d'un œil et incomplète de l'autre; cet état avait été précédé pendant huit ans de violents maux de tête. La mort est arrivée subitement. A l'autopsie, on a trouvé, dans l'intervalle situé entre la jonction des nerfs optiques et le pont de Varole, un kyste du volume d'un petit œuf de poule, en partie fibreux et en partie osseux, rempli d'une substance jaunâtre. Ce kyste avait aplati et presque détruit les nerfs optiques. Il n'y avait point de trace de la glande pituitaire, dont le kyste occupait la place [1].

La même disparition de la glande pituitaire survient quand c'est un kyste hydatique qui s'implante et se développe sur le chiasma. Le fait suivant en offre un exemple :

OBSERVATION XXII.—Une femme, âgée de 28 ans, éprouva, à la suite d'une chute grave sur la tête, des douleurs continuelles dans les parties profondes du crâne. Ces douleurs s'aggravèrent à la suite d'une couche; la sensibilité de l'iris diminua; dilatation insensible de la pupille qui

---

1. *Journal de physiologie*, t. VIII, p. 28.

devient immobile ; la faculté visuelle est abolie. A cette époque, les douleurs du crâne redoublent et s'accompagnent d'accès épileptiformes, de plus en plus fréquents ; ces douleurs sont telles, qu'on est obligé de comprimer la tête de la malade pour la soulager. Cette femme vomit souvent ; elle éprouve un besoin continuel de prendre des aliments ; son embonpoint devient excessif ; enfin, elle meurt au milieu d'une crise épileptique. A l'ouverture du cadavre, on observe une forte injection des vaisseaux du cerveau et une densité plus grande dans la substance de cet organe ; la portion postérieure de ses lobes présente des tubercules durs et comme squirrheux ; ses ventricules latéraux contiennent un litre de sérosité limpide, sérosité qu'on rencontre encore dans le ventricule moyen, et jusque dans le *calamus scriptorius*. Une grosse hydatide enveloppe l'entre-croisement des nerfs optiques ; le kyste qui la forme présente des points durs et rougeâtres ; l'humeur qu'elle contient est jaune et gélatineuse. Les nerfs optiques sont comme atrophiés, au-devant de cette désorganisation. Le cervelet, les organes thoraciques et abdominaux sont sains [1].

§ III. — Amaurose due aux tumeurs de la fosse postérieure du crâne.

La fosse postérieure du crâne est très-grande ; elle loge tout le cervelet, et la protubérance annulaire.

Des tumeurs peuvent se développer dans cette grande excavation et occasionner la compression de l'encéphale. Mais ces néoplasmes ne peuvent amener une cécité que lorsqu'ils sont implantés sur l'apophyse basilaire et au sommet du rocher.

1. TUMEURS DE L'APOPHYSE BASILAIRE.

Les tumeurs fibro-plastiques de la dure-mère tapissant l'apophyse basilaire peuvent, en se développant, comprimer les organes voisins, et notamment la protubérance annulaire et les pédoncules cérébelleux. Comme au-dessus de la protubérance se trouvent les tubercules quadrijumeaux, et que les pédoncules cérébelleux communiquent avec ces mêmes corps, il en résulte très-souvent une inflammation de ces parties, laquelle se transmet de proche en

---

1. *Journal universel des sciences médicales.* Paris, 1828, t. LII, p. 106.

proche aux corps genouillés et aux bandelettes optiques, et de là
à la papille du nerf optique. Ce n'est que de cette manière que nous
pouvons expliquer les névrites optiques consécutives aux tumeurs
de l'apophyse basilaire. Nous rapportons ci-dessous un exemple
remarquable d'une tumeur de ce genre, que nous avons observée
sur un malade du service de M. le professeur Grisolle. M. Lancereaux nous a obligeamment fourni quelques détails :

Observation XXIII.—R. C..., âgée de 28 ans, entre dans le service de
M. le professeur Grisolle, à l'Hôtel-Dieu, au commencement de l'année
courante. La femme C... est accouchée il y a huit mois, et, bientôt
après, elle a commencé à éprouver des maux de tête très-violents dans
la région occipitale; quelques semaines après, il s'est déclaré une paralysie du bras droit, et, au bout de deux mois, la jambe droite a été aussi
paralysée incomplétement. On constate en même temps une paralysie
de la septième paire droite. La parole est à peu près impossible; la malade prononce des mots incompréhensibles, ce qui tient à une paralysie
du voile du palais. La vue commence à se perdre petit à petit; les objets
sont aperçus comme à travers un nuage et d'une manière très-confuse;
les pupilles sont dilatées.—Le 7 janvier, nous constatons à *l'ophthalmoscope* l'état suivant : les papilles sont œdémateuses et saillantes; leurs
contours se confondent avec le reste du fond de l'œil; les veines sont en-
gorgées, variqueuses et tortueuses; les branches collatérales ont acquis
un volume considérable, toute la trame du tissu nerveux est devenue
excessivement rouge, et, si on pratique l'examen à l'image droite, on
distingue un grand nombre de vaisseaux capillaires qui couvrent toute la
papille. (Voir fig. 4 de notre planche coloriée.) Une auréole d'un blanc
rosé masque ses contours, ainsi que les vaisseaux sur une certaine partie
de leur trajet. Cet état a persisté pendant plus de trois mois. Survinrent
alors des douleurs de tête plus violentes encore que les précédentes;
la malade est constamment assoupie, la vue se perd. Nous avons pu
constater à l'ophthalmoscope, avec le docteur Magoffin, de Saint-
Louis, l'invasion de plus en plus rapide d'une atrophie de la papille,
dont les contours étaient irréguliers et frangés. Cet état est dû à l'infiltration péripapillaire organisée et à l'atrophie des fibres nerveuses. La
figure n° 6 de la planche coloriée représente la même papille que nous
avons reproduite au commencement de la maladie, dans la figure n° 4;
elle a été faite, cette fois, dans les derniers jours de la vie. La malade
succomba le 22 juillet 1865. — A *l'autopsie,* nous avons constaté avec
M. Lancereaux : 1° que le cerveau était, en plusieurs endroits, et notamment du côté du pédoncule cérébral droit, ramolli et distendu par
la tumeur qui le comprimait; les ventricules latéraux sensiblement di-

latés; la tumeur, d'une nature fibro-plastique, était située à la base du crâne, sur l'apophyse basilaire, un peu inclinée à droite; elle repoussait en arrière le lobe droit du cervelet. Grosse comme un œuf de pigeon, elle adhérait à l'os et à la dure-mère. Le chiasma des nerfs optiques et les bandelettes étaient ramollis et diffluents. A l'examen microscopique du nerf optique, fait par M. Cornil, on a pu constater un nombre considérable de corps granuleux de 11/1000 de millim. environ, constitués par une granulation graisseuse enveloppée dans une membrane très-ténue, de nombreux cristaux de phosphate de chaux et des gouttelettes de myéline. Les vaisseaux présentent une altération athéromateuse, c'est-à-dire la granulation graisseuse dans leur tunique et spécialement autour des noyaux des parois. Les tubes nerveux sont peu nombreux et relativement très-petits. Les tubercules quadrijumeaux sont gonflés et fortement vascularisés. M. Lancereaux y trouva aussi des corps granuleux.

Dans cette observation, ainsi que dans les autres cas semblables, ce qui nous a le plus frappé, c'est le développement lent de la névrite optique avec un affaiblissement progressif de la vue, contrairement à ce qui s'observe dans les cas où une tumeur existe à la partie antérieure du crâne. En même temps, il y a eu paralysie de la 7ᵐᵉ paire droite, hémiplégie se déclarant progressivement, d'abord du bras droit et deux mois plus tard de la jambe du même côté. L'intelligence n'est pas sensiblement affaiblie; pendant très-longtemps, la parole, quoique conservée, est devenue inintelligible, à cause de la paralysie du voile du palais. L'ensemble de tous ces signes, la marche de la maladie et surtout le développement progressif et lent de la névrite optique permettent, ce nous semble, de diagnostiquer l'existence de la tumeur à la base du crâne, et même de préciser son siége d'implantation.

2. TUMEURS DU ROCHER.

La portion pierreuse de l'os temporal est dirigée de dehors en dedans et d'arrière en avant. Son sommet est sensiblement rapproché de l'apophyse basilaire ce qui fait que les tumeurs implantées au sommet et à la face postérieure de cet os produisent, en se développant, à peu près les mêmes désordres que celles de l'apophyse basilaire. Un seul signe distingue ces deux affections : dans le cas de tumeur du rocher, c'est la surdité qui arrive la première et d'un seul côté avec paralysie de la septième paire et affaiblissement de la vue; au contraire, dans l'affection que nous venons de décrire, la surdité manque ordinairement; si elle survient, elle n'est pas aussi complète et ne se déclare qu'à une période plus avancée de la maladie.

Voici un fait très-intéressant se rapportant à cette sorte de tumeurs :

OBSERVATION XXIV.—Un vieillard âgé de soixante-dix ans, de l'hospice des Incurables, était affecté, depuis sept ou huit ans, d'une paralysie faciale gauche. La face est horriblement défigurée; la bouche, fortement tirée en haut et à droite, est très-largement ouverte à gauche. Le nez est également tiré du même côté. La paupière supérieure, complétement rabattue, recouvre le globe oculaire dans sa presque totalité, tandis que l'inférieure, également dans le prolapsus, le laisse à découvert et permet de voir la conjonctive. Le malade ne voit presque pas de l'œil gauche; il est aussi complétement sourd de ce côté. Du reste, aucun trouble des autres fonctions. Il meurt.—En enlevant la masse encéphalique de la cavité qui la contient, nous coupons en deux une tumeur, siégeant d'une part sur le bulbe, la protubérance annulaire et le cervelet, et d'autre part sur la partie postérieure du rocher, vers son sommet et au niveau du trou auditif interne. Cette tumeur, qui paraît réunir tous les caractères du cancer encéphaloïde, a un volume égal à celui d'une noix ordinaire; elle est molle et grisâtre. Elle reparaît, d'autre part, sur les pédoncules cérébelleux auxquels elle est unie par un pédicule large en avant, entre la protubérance en dedans, le bulbe et le cervelet en dehors. Les nerfs facial et auditif, un peu moindres que ceux du côté opposé, se voient au-dessous de la tumeur. Celle-ci a détruit l'os, en agrandissant le conduit auditif interne sur une étendue de deux centimètres en largeur et d'un demi-centimètre en profondeur [1].

1. *Bulletins de la Société anat.*, 1847. p. 175. Observation de M. Blondeau.

CHAPITRE III

AMAUROSE PROVENANT DES TUMEURS DES HÉMISPHÈRES CÉRÉBRAUX

§ 1. — Amaurose produite par les tumeurs des hémisphères cérébraux antérieurs.

Les altérations des hémisphères antérieurs du cerveau ne peuvent exister longtemps sans produire une inflammation et un ramollissement consécutifs dans les parties environnantes. Ces lésions peuvent s'étendre jusqu'aux organes des sens, et notamment jusqu'aux bandelettes optiques et amener une atrophie ou une encéphalite qui se transportera de proche en proche jusqu'à la papille. C'est ainsi que nous pouvons nous expliquer le phénomène de la cécité dans des tumeurs et des kystes des lobes antérieurs du cerveau. M. Graefe a voulu expliquer la coïncidence de l'amaurose et de la névrite optique avec des tumeurs cérébrales par la compression des sinus caverneux et la dilatation veineuse accompagnées d'infiltration œdémateuse [1]. Cette opinion pourrait, jusqu'à un certain point, être admise pour les tumeurs encéphaloïdes volumineuses, occupant une grande partie des lobes antérieurs ; mais comment expliquer par la compression une cécité qui apparaît alors que la tumeur n'est pas assez volumineuse, et qu'elle est encore séparée de la base du crâne par une couche épaisse de substance cérébrale. Évidemment, il faut que le ramollissement secondaire envahisse les organes optiques et abolisse la vision, la compression des vaisseaux seuls étant presque impossible.

Nous empruntons l'observation suivante au travail remarquable de M. Lancereaux sur les amauroses [2].

OBSERVATION XXV.—La nommée P..., âgée de trente et un ans, entre à

1. *Comptes rendus des séances de la Société de biologie,* 1860, p. 151.
2. *Archives générales de méd.*, janvier et février 1864.

l'Hôtel-Dieu le 9 juillet 1863, dans le service de M. le professeur Rostan. Depuis le mois de janvier elle souffre de céphalalgie; la mémoire et la vue se sont en même temps affaiblies, et on constate une dilatation des pupilles. Elle a des accès de tremblement des membres, des convulsions et même perte de connaissance. Cette attaque dure ordinairement deux heures et revient quotidiennement pendant les mois de juillet et d'août. M. Liebreich examina les yeux de cette malade à l'ophthalmoscope et diagnostiqua une tumeur cérébrale. La papille du nerf optique gauche est étalée, proéminente et grisâtre ; les grands vaisseaux, qui sont voilés à son niveau, reparaissent, après l'avoir traversée, avec leurs contours normaux; les artères sont minces et pâles ; les veines, au contraire, sont gonflées et tortueuses. A droite, la papille, moins saillante, est atrophiée et blanchâtre, surtout à sa partie interne. On y aperçoit à peine quelques vaisseaux.—Le 5 octobre, les attaques, qui se sont arrêtées pendant un mois, se manifestent de nouveau; il y a en outre de l'assoupissement, et la malade meurt le lendemain.—*Autopsie.* Pas d'altération appréciable de la base des hémisphères, mais légère atrophie et diminution de consistance des bandelettes optiques. Les nerfs optiques, au niveau de leur passage dans l'orbite, sont injectés, et leur névrilème épaissi; plus loin, c'est à peine si le névrilème adhère aux nerfs, qui semblent plus petits qu'à l'état ordinaire. Dans le lobe antérieur gauche, en avant et en dehors du corps strié, on trouve une masse d'apparence gélatineuse, du volume d'un œuf de canard, renfermant à son centre un liquide jaunâtre. Toute la masse nerveuse qui entoure cette tumeur est ramollie ; on y voit quelques prolongements membraneux, vasculaires, qui vont se perdre dans la substance cérébrale. Toute la substance blanche du lobe antérieur et du lobe moyen se trouve ramollie. La couche optique est elle-même un peu molle. Au microscope, on constate dans les bandelettes optiques des corpuscules granuleux. La trame de la substance conjonctive est épaissie dans les nerfs optiques, et les fibres nerveuses sont atrophiées.

En 1838, M. Lacombe a communiqué à la Société anatomique un cas dans lequel un fongus de la dure-mère, situé à la faux du cerveau, avait amené la cécité et une atrophie des bandelettes et des nerfs optiques. Le même fait a été observé par MM. Gloninger[1] et Reid[2].

M. Virchow cite un cas observé par Simms : une jeune fille de dix ans amaurotique accusa pendant les trois ou quatre dernières

1. *New-York Journ.*, 1851, novembre.
2. *Lond. Med. Gaz.*, 1851, octobre.

années de sa vie des tremblements dans tous les membres. A l'autopsie, on a trouvé dans le lobe antérieur du cerveau un foyer purulent au milieu duquel gisait un os volumineux et dont le centre était perforé d'une cavité [1].

Évidemment, il n'y avait point dans ces cas de compression, mais un ramollissement consécutif qui a atteint par voisinage les bandelettes et les nerfs optiques.

L'amaurose n'est pas un phénomène constant dans les tumeurs des lobes antérieurs. Nous avons même plus souvent observé son absence que sa présence dans ces altérations.

§ II.—Amaurose due aux tumeurs des lobes cérébraux moyens et postérieurs.

Les altérations de l'hémisphère dans son lobe moyen et postérieur amènent à peu près aussi souvent l'amaurose que les précédentes. Ici, elle est probablement due au voisinage des couches optiques, qui, quoique par elles-mêmes sans influence sur la vision, peuvent cependant en s'enflammant transmettre par leur voisinage l'altération aux corps genouillés et aux tubercules quadrijumeaux. Ainsi, sur soixante-cinq cas que nous avons recueillis dans diverses publications, vingt fois l'amaurose a été signalée.

Voici un exemple observé par M. Notta.

Observation XXVI.—Claude Seguin, âgé de vingt-trois ans, entre à l'Hôtel-Dieu le 27 août 1847, dans le service de M. Valleix. Vers la fin de décembre dernier, il fut pris de douleurs de tête très-vives, et, deux mois plus tard, il ne pouvait plus travailler. A l'examen, on constate une céphalalgie sus-orbitaire très-intense; paralysie des muscles du côté gauche de la face. Il se plaint d'avoir la vue trouble; néanmoins, avec chacun de ses yeux, il reconnaît bien les objets qu'on lui présente. La pupille gauche est immobile, plus dilatée que la droite, qui a peu de mobilité et qui est médiocrement contractée. Pas de strabisme. Air hébété; assoupissement continuel. Le malade n'urine pas et on doit le sonder.—31 mai. La vue s'abolit de plus en plus; la pupille gauche est toujours plus dilatée que la droite.—Mort le 4 juin.—*Autopsie.* Le lobe moyen droit est augmenté de volume, surtout à sa partie antérieure et

1. *Die krankhaften Geschwülste.* 1864, Bd. II, p. 96.

inférieure, qui est ramollie. Au-dessous, on sent une tumeur qui comprime de bas en haut et un peu d'arrière en avant le lobe antérieur du cerveau. D'un autre côté, elle comprime la couche optique. Cette partie soulève la substance cérébrale et comprime, par son intermédiaire, la bandelette qui, des corps genouillés, aboutit au chiasma des nerfs optiques. La tumeur est bosselée, ovoïde, dense, et crie sous le scalpel. La fosse latérale moyenne droite est agrandie dans le diamètre antéro-postérieur, et aux dépens de la fosse orbitaire. La petite aile du sphénoïde a été comme repoussée en avant. Elle est très-amincie, à l'épaisseur d'une feuille de papier. A la partie interne de la fosse latérale, les os sont presque entièrement détruits. Ils ont été complétement résorbés dans une longueur de deux centimètres, le long de la paroi externe de l'orbite, à partir du trou optique, de sorte que le nerf optique et les autres nerfs de l'œil, n'étant plus séparés de la tumeur que par la dure-mère, devaient être comprimés au-dessous de la petite aile du sphénoïde. Cette tumeur a été examinée au microscope par MM. Lebert et Robin, et, suivant ces deux éminents praticiens, c'était une tumeur constituée par une matière fibro-plastique [1].

Il y a quelques mois, M. le docteur Renaud, suppléant de M. le professeur Barth à l'Hôtel-Dieu, nous fit l'honneur de nous appeler pour examiner un malade de la salle Sainte-Mathilde, n° 25.

Voici en abrégé l'histoire de ce malade :

OBSERVATION XXVII.—M. Flamand Honoré, âgé de 37 ans, est entré à l'hôpital vers le 20 juillet 1865, atteint d'une amaurose double accompagnée d'autres symptômes graves, cérébraux et généraux. Il est malade depuis trois mois. Auparavant, sa santé était déjà un peu affaiblie, depuis l'ablation d'un testicule, pratiquée il y a deux ans par M. le docteur Tillaux, pour une tumeur de nature kystique. La vue s'est perdue petit à petit, il y a trois mois; en même temps, la mémoire s'affaiblissait graduellement et l'ouïe devenait de plus en plus dure. Depuis dix jours, il s'est déclaré un épanchement pleurétique, et la thoracentèse faite par M. Renaud a donné issue à un liquide sanguinolent. Le malade distingue à peine l'ombre des objets; mais, par moments, il voit plus clair; il y a de l'hémiopie, et quelquefois de la diplopie. A l'examen ophthalmoscopique, nous constatons que la papille gauche est un peu plus congestionnée que la droite; cette congestion est limitée aux vaisseaux cérébraux; l'artère et la veine centrales conservent leur volume normal.—Le 28 juillet, il se déclare une hémiplégie à droite et des convulsions très-prononcées suivies d'un état comateux.—Mort le 29 juillet.—*Autopsie.* La dure-

1. *Société anat.*, 1847. M. Notta.

mère, au voisinage des lobes postérieurs, adhère au cerveau. Dans les
deux cornes postérieures du cerveau, on trouve des cavernes très-grandes qui ne communiquent pourtant pas avec les ventricules. Ces poches
sont remplies de coagulums fibrineux, et leur surface est inégale, fran-
gée et couverte de fongosités. Du côté du grand hippocampe, la substance
cérébrale est infiltrée d'une masse jaunâtre. Le tubercule quadrijumeau
gauche postérieur est ramolli et plus volumineux que le droit. On reconnaît difficilement sa structure normale.

Ici l'amaurose n'était due qu'à l'altération secondaire (ramollissement) qui s'est propagée de proche en proche depuis le lobe postérieur jusqu'aux tubercules quadrijumeaux. Les désordres de la
papille ne sont que très-peu marqués; la congestion, presque in-
signifiante, ne pourrait expliquer l'amaurose; mais elle nous montre que la lésion devait avoir son siége dans les parties voisines
des tubercules quadrijumeaux, qui seuls, d'après nos propres recherches, peuvent rester pendant longtemps altérés sans amener
de changements appréciables dans la papille.

En ce qui regarde les tumeurs des lobes antérieurs et postérieurs,
nous dirons, pour conclure : que les résultats négatifs de l'examen
ophthalmoscopique, le développement de l'amaurose, la diplopie
monoculaire ou quelquefois l'hémiopie, une amélioration momen-
taire de la vue et la surdité, tels sont les signes propres aux altérations des lobes cérébraux postérieurs.

Quant aux lobes antérieurs, il y a, en même temps que l'amaurose, qui se déclare snbitement et souvent deux ou trois ans avant la
mort, perte ou difficulté de la parole, et quelquefois strabisme ;
dilatation des pupilles et infiltration des nerfs optiques ou atrophie
à contours irréguliers, douleurs de tête dans la région frontale, hémiplégie, convulsions et vomissements.

C'est donc l'extension par contiguïté de l'altération cérébrale qui
explique l'amaurose dans les affections des hémisphères cérébraux ;
et nous sommes éloigné de partager l'opinion de ceux qui croient
que les circonvolutions cérébrales sont le point de l'encéphale où
viennent aboutir les impressions lumineuses et où doit s'opérer vrai-
semblablement la perception de ces impressions. S'il en était ainsi, on
ne pourrait pas comprendre pourquoi les apoplexies cérébrales, qui
sont si fréquentes dans les hémisphères cérébraux au-dessus du corps

strié et des couches optiques, n'amènent, dans l'immense majorité
des cas, aucun trouble de la vision. Dans le relevé statistique que
nous avons fait, nous trouvons, sur 251 cas d'apoplexies de cette
région, tout au plus cinq ou six exemples d'amaurose. Le foyer apoplectique restant, pendant de longues années, localisé dans le siége
primitif, ne se communique pas aux parties environnantes, ni aux
centres optiques, contrairement à ce qui a lieu dans les néoplasmes.

§ III. — Amauroses due aux altérations des couches optiques.

Les expériences physiologiques de MM. Longet, Flourens, Vulpian et autres, établissent que les couches optiques sont un organe
central des mouvements volontaires, et que, lorsqu'on les supprime
d'un côté, l'animal tombe aussitôt du côté opposé. L'influence des
couches optiques, d'après ces mêmes auteurs, est presque nulle sur
la vision. Une partie pourtant, superficielle et postérieure, fait exception. On connaît, en effet, la disposition et les rapports des corps
genouillés et des racines des bandelettes optiques, et on comprend
que la destruction des cornets postérieurs des couches optiques doit
amener un trouble partiel ou total de la vue, tandis que l'altération
du centre de cette couche reste sans influence sur la vision. Telle
est aussi l'opinion de Gratiolet. Sur 62 observations se rapportant à une lésion des couches optiques, nous n'avons trouvé
que 17 fois la présence d'une amaurose. M. Andral a donné la description de deux cas se rapportant à la désorganisation complète des
couches optiques par des tumeurs cancéreuses : dans l'un et
l'autre cas, la vue n'a pas été altérée. MM. Lallemand, Calmeil,
Rochoux, Abercrombie, ont signalé de nombreux exemples de ce
genre.

A côté de ces faits négatifs, il n'est pas sans intérêt de rappeler
l'histoire d'un malade de M. John Hunter jeune, reproduite dans
les *Med. Chirur. Transactions*, t. XIII, p. 88.

OBSERVATION XXVIII.—Une dame âgée de 17 ans souffrait continuel-

lement de maux de tête très-violents concentrés dans la tempe droite.
Elle éprouvait des vertiges, des syncopes, et était sujette à des irritations
nerveuses. En même temps, *la vue et l'ouïe s'affaiblissaient progressivement.* Quelques mois après, elle fut prise de convulsions, bientôt suivies
de la perte presque complète de la vue et de l'ouïe. Les vomissements se
manifestèrent très-souvent pendant toute la durée de la maladie. Il survint une ulcération sur la cornée de l'œil gauche. Au milieu de ces
symptômes, elle succomba.—*A l'autopsie,* on a trouvé que les couches
optiques étaient augmentées de volume et entièrement converties en
une matière fongueuse. Cette altération s'étendait aux parties voisines du
cerveau et au cervelet.

Souvent les tumeurs tuberculeuses de la couche optique amènent la cécité. Voici un cas rapporté par M. Eisemann [1].

OBSERVATION XXIX.—Un homme d'un certain âge fut frappé d'une attaque apoplectiforme; mais, bientôt après la première crise, le malade s'est
rétabli; il a commencé à marcher et à vaquer à ses affaires; on n'a remarqué aucune paralysie, mais il devint peu à peu aveugle. Dès ce moment,
ses forces commencèrent à se perdre de plus en plus, les accidents cérébraux prirent un développement considérable, et il ne mourut qu'a-
près de longues souffrances. L'autopsie démontra la présence d'une
tumeur tuberculeuse des couches optiques.

Quelquefois, ce sont des tumeurs kystiques de la couche optique
qui affectent la vue. M. Beck rapporte un cas analogue [2].

OBSERVATION XXX.—Un homme âgé de soixante-huit ans souffrit pendant quatorze ans d'une amblyopie suivie d'amaurose. Trois ans avant
sa mort, il fut frappé d'apoplexie et d'un affaiblissement consécutif des
fonctions intellectuelles. L'autopsie a démontré que les méninges étaient
infiltrées d'une exsudation séreuse, les artères partiellement ossifiées.
La couche optique droite présentait une poche en forme d'entonnoir,
limitée par des parois dures calleuses, d'un jaune blanchâtre. Cette poche
se prolongeait jusqu'aux corps genouillés. La couche optique était diminuée et présentait à peine des traces de la substance blanche. Les deux
nerfs optiques étaient atrophiés dans tout leur trajet.

Dans toutes ces affections l'amaurose n'est pas due à l'altération
de la masse centrale des couches optiques, mais à celle de son bord

1. *Canstatt's Jahresbericht für.* 1853. Würzburg, 1854, p. 62.
2. *Zeitschr. f. Ophthalm.*, Bd, V, p. 447.

postérieur, ainsi que des parties environnantes, au nombre desquelles se trouvent toujours les corps genouillés et les tubercules quadrijumeaux.

En général, on peut affirmer que si l'amaurose se produit dans une affection quelconque de la couche optique, il y a aussi destruction de la couche corticale à son extrémité postérieure.

Souvent, à l'origine de l'affection, il n'y a aucun trouble de la vision; mais bientôt il se déclare, autour du foyer primordial morbide, une inflammation éliminatrice, qui envahit de proche en proche les centres optiques, s'étend même jusqu'aux tubercules quadrijumeaux et amène la cécité.

Qu'il nous soit permis de reproduire ici *in extenso* la manière de voir de M. Gubler sur les altérations anatomiques du cerveau ; l'opinion émise par ce savant nous paraît la plus conforme aux faits que nous avons observés dans l'évolution et la marche de l'amaurose ; elle nous explique comment et pourquoi les altérations des organes qui n'ont aucun rôle dans la fonction visuelle provoquent dans certains cas la cécité.

M. Gubler reconnaît deux ordres d'altérations anatomiques du cerveau : les unes indiquant un travail actif, de nature phlegmasique ; les autres, purement passives, analogues à ce qu'on désigne sous le nom de *transformations rétrogrades ou regressives*.

Prenant pour point de départ cet axiome, il arrive aux conclusions suivantes :

1° Il faut distinguer dans les affections du système nerveux deux catégories de lésions : les unes primordiales, essentiellement variables ; les autres secondaires ou consécutives ;

2° Les altérations consécutives sont tantôt localisées autour des lésions protopathiques, tantôt transmises à distance et envahissantes. Les premières dérivent de l'inflammation éliminatrice ;

3° Les lésions secondaires, propagées à distance, paraissent être de deux sortes : actives ou passives. M. Gubler leur donne le nom de *ramollissement atrophique*.

4° Cette atrophie paraît liée à la suppression des fonctions de la partie qui en est le siége ; par conséquent, une lésion protopathique étant donnée, il y aura ramollissement passif secondaire dans deux directions : d'une part, entre la lésion primitive et les parties centrales, pour les faisceaux dévolus au sentiment; d'autre part, entre cette même lésion et la périphérie, pour les conducteurs du mouvement.

D'après cette ingénieuse interprétation, nous pouvons, jusqu'à un certain point, nous expliquer l'apparition de la cécité d'un œil seul ou des deux yeux à la fois. Le processus morbide tend à se porter du point de la lésion primitive vers le centre, c'est-à-dire vers les tubercules quadrijumeaux, et atteindre ainsi presque en même temps la vue dans les deux yeux ; ou bien, le ramollissement passif migrera vers la périphérie et n'atteindra par conséquent qu'un seul œil.

Dans les affections de la couche optique, donnant lieu aux troubles visuels, la cécité est le plus souvent complète. Cela tient au voisinage presque immédiat des corps genouillés et des tubercules quadrijumeaux.

§ IV.—Amaurose suite des tumeurs du pédoncule cérébral.

Les fonctions du pédoncule cérébral n'ont rien de commun avec le sens de la vision, et il semblerait impossible que l'altération de cette partie puisse amener la cécité. Il existe pourtant dans la science des exemples de ce genre. Comment expliquer cette coïncidence, et sait-on d'après quels signes le diagnostic peut être établi ?

Les rapports anatomiques de cette partie du cerveau avec la bandelette optique nous donnent l'explication de ce phénomène. On sait que cette bandelette est appliquée sur le pédoncule cérébral et le contourne obliquement; entre la bandelette et le pédoncule, il y a de nombreuses anastomoses nerveuses, et il est tout naturel que, pour peu qu'il y ait un désordre appréciable dans le plan inférieur et au voisinage de la bandelette optique, l'inflammation devra se transporter à cet organe et y occasionner des troubles. Dans trois observations de tumeur du pédoncule cérébral avec amaurose consécutive que nous avons trouvées dans les auteurs, il y avait une fois cécité double, et deux fois unioculaire.

Parmi les symptômes qui permettent de diagnostiquer l'amaurose due à une altération du pédoncule cérébral, on doit signaler : l'hémiplégie du côté opposé à l'altération ; l'amaurose, le plus souvent de l'œil correspondant à l'hémisphère altéré ; quelquefois l'amaurose double et la paralysie de la troisième paire du même côté, justement à cause de l'origine de cette paire crânienne dans le pédoncule.

Voici un cas d'altération du pédoncule cérébral observé par M. Hérard, dans lequel se trouvent confirmés les symptômes que nous venons d'indiquer.

Observation XXXI.—Un enfant de dix ans est entré, sept mois avant sa mort, dans le service de Beaudelocque. Il survint une paralysie de la paupière supérieure gauche, et du même côté un trouble de la vue qui finit pas devenir une amaurose. A cet état s'ajoutait un peu de faiblesse dans les mouvements du côté droit, surtout du bras; la sensibilité générale était intacte. Sur la fin de la vie, il y a eu aussi un peu de gêne dans l'expulsion des matières fécales; puis de l'agitation, du délire; paralysie complète du mouvement du côté droit du corps. — *Autopsie.* Injection des méninges et beaucoup de liquide dans les ventricules; près du moteur oculaire commun, il y a des fausses membranes. Le pédoncule cérébral gauche est envahi, surtout dans sa partie supérieure, par une grosse masse tuberculeuse régulière à peu près sphérique, du volume d'une grosse noix. Avant de fendre le pédoncule, on y distingue une saillie; les fibres superficielles sont conservées. Tout autour de la tumeur, le tissu cérébral est ramolli. Le noyau gris extraventriculaire du corps strié est détruit. La couche optique un peu attaquée [1].

M. de Beauvais a communiqué, en 1845, à la Société anatomique, un cas du même genre, dans lequel une tumeur, située dans le pédoncule cérébral droit et faisant un peu saillie en bas et en dedans vers la base du cerveau, avait occasionné une dilatation de la pupille et un affaiblissement de la vue, puis une légère paralysie de la motilité et de la sensibilité du côté gauche. De violentes céphalalgies accompagnaient cette altération.

1. *Bulletins de la Société anat.*, 1846.

§ V. — Amaurose suite d'altération de la protubérance annulaire.

Les altérations de la protubérance annulaire ont été soigneusement étudiées dans ces derniers temps par MM. Gubler, Barth, Friederich, Lebert, Duchek, Ladamie et Luys, et les observations rapportées par ces auteurs contiennent des cas assez fréquents d'affaiblissement simultané de la vue. Ainsi, sur 59 maladies de la protubérance, 14 fois la vue était atteinte. Selon M. Ladamie [1], sur 26 cas, 10 fois il y avait une amblyopie, 6 fois un strabisme convergent, 1 fois le strabisme divergent, 4 fois dilatation de la pupille et 1 fois son rétrécissement.

C'est par la communication de l'inflammation secondaire aux parties voisines et principalement aux centres optiques qu'on peut expliquer la coïncidence de l'altération de la vision que l'on rencontre dans cette affection. On sait, en effet, que l'étage supérieur de la protubérance annulaire est en partie constitué par les fibres blanches des pédoncules cérébelleux supérieurs, qui communiquent avec les tubercules quadrijumeaux. Il résulte de cette disposition anatomique que les tumeurs et autres altérations de la protubérance, situées près de sa surface supérieure, provoqueront des altérations des parties voisines et atteindront les tubercules quadrijumeaux.

Un cas remarquable de cette nature a été présenté à la Société anatomique, en 1847, par M. Bourceret. Nous y trouvons la description exacte des symptômes de cette maladie.

OBSERVATION XXXII.—Adolphe Carnac, 21 ans, entré à l'hôpital Beaujon le 11 mai 1847 (service de M. Sandras). Son intelligence plus que médiocre. Au mois de février, il a eu une faiblesse du côté droit du corps. Bientôt il commença à loucher et à voir les objets doubles. A son entrée à l'hôpital, on constate une céphalalgie avec des rémissions. La vue est affaiblie, il y a du strabisme et de la diplopie; la sensibilité générale est notablement diminuée; les mouvements faibles et difficiles, surtout du côté droit. Douleur sourde du côté droit de la poitrine et matité. Peu de

1. *Archives génér. de médecine*, août 1865. *Des tumeurs de la protubérance annulaire.*

jours après son entrée, il survint une paralysie faciale du côté gauche. L'œil gauche restait ouvert et la bouche était entraînée à droite. Bientôt le malade se plaignit de fourmillements et d'engourdissement des membres; il ne pouvait reconnaître au simple toucher les objets qu'on lui plaçait dans la main; il ne sentait pas le point d'appui que le sol fournissait à son pied. La marche devenait incertaine, l'émission des urines difficile, la parole s'embarrassa et il mourut le 16 juin 1847.—A l'*autopsie*, on constata, à la partie inférieure et postérieure de la protubérance annulaire, près de son point de jonction avec la moelle, un noyau assez dur, de consistance lardacée, d'aspect blanc jaunâtre, de la grosseur d'une noix volumineuse, et qui paraît de nature encéphaloïde. La plus grande partie de cette tumeur est située à gauche; elle n'envahit que fort peu la moitié droite de la protubérance. La substance cérébrale offre à la coupe un léger piqueté rouge. Épanchement dans la poitrine et quelques nodules d'aspect encéphaloïde des deux poumons.

Des cas tout à fait analogues ont été observés par MM. Stuart Cooper [1], Gubler [2], Calmeil [3] et Longet [4]; en les comparant et en étudiant tous les symptômes qui caractérisent l'évolution de cette maladie, nous pouvons donner les signes suivants pour le diagnostic des amauroses dues aux affections de la protubérance annulaire :

1° Sensibilité abolie d'un ou des deux côtés du corps ;

2° Hémiplégie croisée des membres et directe de la face, comme l'a démontré M. Gubler ;

3° Embarras dans la parole et dans les idées ; .

4° L'ouïe quelquefois affaiblie ;

5° Paralysie du nerf facial ;

6° Souvent paralysie de le sixième paire ;

7° Perte progressive de la vue d'un ou des deux yeux, avec atrophie peu marquée de la papille.

L'observation ci-dessous offre un cas de l'affection de la protubérance annulaire, à en juger par les symptômes qu'elle présente.

OBSERVATION XXXIII.—Madame H..., âgée de 43 ans, est entrée au mois d'août dernier dans le service de M. le professeur Barth, à l'Hôtel-Dieu, pour une affection cérébrale dont elle est atteinte depuis bientôt quatre ans.

1. *Bulletins de la Société anat.*, 1846, p. 68.
2. *Archives gén. de méd.*, 1859, t. II, p. 33.
3. *Loc. cit.*, t. II, p. 625.
4. *Anat. et physiol. du syst. nerveux.* Paris, 1842, p. 440.

M. le docteur Renaud, qui suppléait à ce moment M. Barth, a eu l'obligeance
de nous appeler pour examiner les yeux de la malade. Celle-ci nous racon-
ta qu'il y a quatre ans, au moment où ses menstrues se sont arrêtées,
elle fut frappée d'apoplexie, avec perte de connaissance et vomissements,
qui durèrent plusieurs jours. Quatre mois plus tard survint la paralysie
de la septième paire droite, et perte totale de la vue. Après l'application
des ventouses sèches et scarifiées sur le dos pendant plusieurs semaines,
la vue de l'œil droit fut complétement rétablie, tandis que l'œil gauche
est resté jusqu'à ce jour amaurotique. La mémoire était complétement
perdue, et la parole embarrassée ; maintenant ces facultés sont revenues,
mais la paralysie de la septième paire persiste. Nous constatons avec
M. Renaud, que les pupilles des deux yeux sont dilatées ; l'œil gauche
est complétement perdu, et, à l'ophthalmoscope, la papille apparaît
blanche ; les vaisseaux capillaires sont seuls atrophiés ; la veine et l'artère
centrales conservent leur volume normal. — Même état dans l'œil droit,
quoique moins accusé. La malade lit de l'œil droit le n° 8 de l'échelle de
Jaeger et distingue toutes les couleurs.

§ VI. — Amaurose due aux altérations du cervelet et de ses pédoncules.

Depuis les belles recherches de M. Flourens, le cervelet est
considéré comme le coordinateur des mouvements des membres.
En le cautérisant, M. le professeur Bouillaud a produit des désordres des fonctions locomotrices. Quelquefois cependant, dans ses
expériences, il a obtenu le strabisme et l'amaurose, et il explique cette
coïncidence, par le voisinage des tubercules quadrijumeaux. « Il n'est
« pas rare, dit-il, qu'ils soient lésés en même temps que le cervelet,
« ou que l'irritation de celui-ci se communique à eux, et dès lors
« on observe des troubles dans la vision et des dérangements dans
« les mouvements des yeux [1]. »

Nous sommes tout à fait de l'avis du savant professeur de la
Charité, et quoique les faits pathologiques ne soient pas rares, dans
lesquels la lésion du cervelet a été suivie de la cécité, elle ne peut
être considérée que comme une affection secondaire produite par
l'inflammation consécutive se communiquant du point morbide primitif aux parties environnantes et notamment aux tubercules qua-

---

1. *Archives gén. de méd.*, 1838. *Recherches expérimentales et cliniques*, etc.

drijumeaux. C'est aussi de cette façon que M. le professeur Hérard
explique l'amaurose observée dans un cas de tumeur tuberculeuse
du cervelet. Ayant trouvé un tubercule de la grosseur d'une cerise
au niveau du *vermis superior*, il a déclaré à la Société anatomique[1],
en montrant la pièce, que « la tumeur est assez rapprochée des
tubercules quadrijumeaux, pour pouvoir expliquer les troubles pas-
sagers de la vue et la dilatation de la pupille dans les derniers
jours. »

On ne peut attribuer l'amaurose, dans les affections cérébelleuses, qu'à la propagation de l'inflammation secondaire jusqu'aux
centres optiques. L'idée que le cervelet est le siége de la vision ne
peut être soutenue ; il suffit de lire attentivement toutes les observations des altérations de cet organe, pour se convaincre que l'abolition de la vue n'arrive que rarement alors, et encore n'observe-t-on
ce phénomène que dans les cas où l'altération était très-rapprochée
des tubercules quadrijumeaux. Sur quatre-vingt-six cas d'altération
du cervelet, recueillis dans les divers auteurs, vingt fois l'amaurose a été signalée, et presque toujours l'affection siégeait au voisinage des centres optiques. Pour reconnaître une amaurose qui se
déclarerait dans une affection cérébelleuse, on devra nécessairement prendre en considération les symptômes de la maladie cérébelleuse ; la conservation de l'intelligence, les douleurs de tête
vers l'occiput, les vomissements, qui, d'après Andral, se rencontrent dans un tiers des cas, des érections fréquentes, des contractions involontaires, des étourdissements, le manque d'équilibre
et l'hémiplégie. Cette dernière peut pourtant faire défaut.

Parmi les signes des affections cérébelleuses, M. Duchenne, de
Boulogne, signale la titubation vertigineuse et la diplopie monoculaire[2] ; deux fois nous avons pu vérifier, en effet, la présence de ce
symptôme chez des malades considérés comme atteints d'une
maladie cérébelleuse.

Quant aux signes ophthalmoscopiques, ils sont le plus souvent
négatifs, lorsque l'affection du cervelet est récente, par exemple dans
une apoplexie. Mais dans une tumeur, un ramollissement ou toute

---

1. *Bulletins de la Société anat.*, 1845, p. 108.
2. *Gazette hebdomad.*, 1864. *Diagnostic diff. des affections cérébelleuses*, etc.

autre maladie chronique, l'altération se transporte depuis les tubercules jusqu'à la papille, et il y a une névrite optique ou une atrophie.

Le diagnostic nous paraît plus facile lorsqu'on a affaire à une altération des pédoncules cérébelleux; ils communiquent, comme on sait, directement avec les tubercules quadrijumeaux, et les tumeurs et les kystes de cette partie du cerveau amènent presque constamment la cécité.

Quatre observations de ce genre ont été communiquées à diverses époques à la Société anatomique; il nous a, en outre, été permis d'en observer un cas dans le service de M. Vigla, à l'Hôtel-Dieu.

Voici cette observation, qui a été publiée par M. Duchenne, de Boulogne.

OBSERVATION XXXIV. — Bodin, âgé de 21 ans, était de bonne santé, mais il avait des habitudes de masturbation. Il y a quatre mois, surdité de l'oreille gauche, et deux mois après éblouissements constants, et par moments il vit double seulement de l'œil gauche. A droite, la vue était obscure, il ne reconnaissait pas les objets à 20 centimètres. Cet état fut bientôt suivi de cécité. Au début de sa surdité, il fut pris de vomissements durant quinze jours, et d'une céphalalgie siégeant au front. La marche est devenue difficile, il marchait comme ivre, et la tête lui tournait. Dans le membre inférieur gauche, il y a un affaiblissement des mouvements de flexion et la diminution de la sensibilité. Invité obligeamment par M. Vigla à examiner ce malade, nous avons trouvé les pupilles fortement dilatées et immobiles. Les papilles des deux nerfs optiques étaient visiblement gonflées et saillantes, leurs bords irréguliers se perdaient sous une exsudation blanchâtre. Les vaisseaux étaient fortement engorgés, et surtout les capillaires de la papille, comme on le voit sur notre figure 4 de la planche coloriée. A l'autopsie, on a trouvé des tumeurs, fibro-plastiques, l'une située au-dessus du corps calleux, assez volumineuse (environ la moitié du poing) comprimant légèrement les hémisphères, et principalement celui du côté droit; deux autres, de la grosseur d'une noix, étaient chacune à cheval sur un pédoncule cérébelleux moyen.

L'observation suivante a été recueillie par M. G. de Grammont dans le service de M. Hérard [1].

OBSERVATION XXXV. — Une femme âgée de 38 ans entra dans le

1. *Gaz. des hôpitaux*, 1861, n° 10.

service de M. Hérard (hôpital Lariboisière) le 3 avril 1860. Elle fut prise, il y a sept ans, après une chute sur la nuque, d'accidents nerveux caractérisés par des étourdissements fréquents et par un trouble dans la marche, qui devint incertaine et semblable à celle des gens ivres. A ces phénomènes succède une demi-paralysie du côté gauche, avec diminution de sensibilité; des douleurs violentes, surtout à gauche, se font sentir à la nuque; puis surviennent des vomissements, et les troubles de la vue apparaissent en 1859. Quinze jours avant son entrée, *la vue s'est complétement perdue.* Les pupilles sont dilatées, mais elles conservent encore un certain degré de mobilité. L'*ophthalmoscope fait découvrir* une suffusion de la rétine ; les papilles et le trajet des vaisseaux paraissent incomplétement masqués par une exsudation grisâtre d'aspect œdémateux. La malade ne peut marcher seule; le côté gauche est très-faible. La céphalalgie de la nuque est toujours très-vive, la bouche est déviée à droite. La sensibilité est surtout affaiblie au moment des crises et nulle pendant l'accès, qni est caractérisé par des mouvements convulsifs et par un spasme de la glotte qui amène une inspiration bruyante et saccadée. A ces symptômes viennent bientôt s'ajouter la perte de l'odorat, la paralysie du voile du palais, l'affaiblissement des forces, l'anesthésie de la cornée gauche, l'insensibilité plus ou moins marquée du côté gauche, un peu de surdité, perte de l'appétit, amaigrissement considérable. Enfin la malade succombe le 28 octobre 1860. Le diagnostic avait été : *tumeur cérébelleuse. — Autopsie.* On trouve une tumeur du cervelet située à gauche, à la partie antéro-inférieure. Elle reposait sur le corps du rocher et refoulait vers la ligne médiane le lobe gauche du cervelet. Le chiasma des nerfs optiques est petit, grisâtre, mollasse; les nerfs eux-mêmes sont grisâtres, comme infiltrés, transparents, pour ainsi dire aplatis; les bandelettes sont étroites. La rétine présente un aspect œdématié; elle semble infiltrée dans toute son étendue, mais plus fortement dans certains points autour de la papille. De petits épanchements sanguins multiples sont dispersés dans toute l'étendue de cette membrane.

Ces différentes pièces sont présentées à M. Ch. Robin, qui trouve la tumeur formée de tissu fibreux. Dans les nerfs optiques, les tubes nerveux ont disparu par atrophie; ils sont remplacés par un tissu composé d'une matière amorphe semblable à celle de la substauce grise, et des noyaux dits *myélocites* que l'on rencontre dans cette même substance de l'encéphale. L'altération remonte à 3 ou 4 millimètres en arrière du chiasma. La substance grise de la rétine est plus épaisse qu'à l'état normal. Les vaisseaux capillaires sont chargés de fines granulations graisseuses. De petits épanchements sanguins sont disséminés çà et là dans la rétine.

Le cas suivant est tout à fait analogue au précédent; il a été présenté à la Société anatomique par M. Penard en 1846.

OBSERVATION XXXVI. — Une femme de 45 ans, soignée dans le service de M. Bouvier à l'hôpital Beaujon pour de la céphalalgie, des vomissements opiniâtres et des douleurs abdominales, avait subi infructueusement plusieurs traitements. Cependant, il survint bientôt un peu d'amélioration, et, en l'absence de lésions notables, la malade allait être renvoyée, lorsqu'en l'interrogeant un jour, on obtint d'elle une réponse extravagante. Le lendemain, il y avait un délire peu violent; la céphalalgie continuait; il s'était montré un peu d'*amaurose* et un commencement de paralysie, surtout du mouvement dans le côté gauche du corps. Le membre supérieur sentait encore, mais ne pouvait rien serrer. La malade est morte au milieu de ces phénomènes.—*A l'autopsie*, on trouve au-dessous du pédoncule moyen du cervelet à gauche, du côté même de la paralysie, une tumeur du volume d'un petit œuf, qui tenait à la surface cérébelleuse par un petit pédicule membraneux. Il n'y a pas d'inflammation autour; mais la tumeur a fortement déprimé, à partir de la ligne médiane, tout le côté gauche du bulbe rachidien, de la protubérance annulaire et du pédoncule cérébelleux moyen, qui forment une surface concave moulée sur la convexité de la tumeur. Cette tumeur est fibroplastique, comme l'ont démontré les observations microscopiques de M. Robin. Elle est enveloppée d'un kyste mince et adhérent; son intérieur est criblé de vacuoles, qui paraissent contenir une matière sanguinolente.

En comparant ces faits avec d'autres semblables, de MM. Hérard, Moutard-Martin, etc., nous pouvons déduire les signes suivants pour diagnostiquer une amaurose qui serait due à une altération du pédoncule cérébelleux :

1° Céphalalgie intense vers l'occiput ou la tempe;

2° Étourdissements très-violents; les malades sont comme dans un état d'ivresse.

3° Affaiblissement d'une partie du corps, sans hémiplégie complète;

4° Perte de l'ouïe, souvent d'un seul côté;

5° Mydriase presque constante;

6° Si l'amaurose tient à l'apoplexie du cervelet, on ne trouve pas de changement dans la papille;

7° Lorsque l'amaurose est ancienne, et qu'elle est due à une tumeur de cette région, il y a une névrite optique qui indique l'existence du même processus morbide dans les tubercules quadrijumeaux, les bandelettes optiques et le chiasma.

§ VII. — Altération des tubercules quadrijumaux dans les amauroses.

On connaît les expériences physiologiques de M. Flourens sur les fonctions des tubercules quadrijumeaux. L'éminent académicien a enlevé à un pigeon un des tubercules ; cette ablation fut suivie de convulsions générales, de la perte de la vue de l'œil opposé, bien que dans cet organe les mouvements de l'iris fussent conservés. L'enlèvement des deux tubercules fut suivi de la perte complète de la vue, mais la contractilité de l'iris persista.

Les faits pathologiques sont venus confirmer les ingénieuses expériences de M. Flourens. Un de ces faits appartient à M. Magendie.

OBSERVATION XXXVII.— Une femme aveugle a présenté à l'autopsie les changements suivants dans l'appareil nerveux de la vision : Les nerfs optiques sont atrophiés, et cette atrophie est d'autant plus prononcée qu'on se rapproche davantage de leur chiasma. A cet endroit, ils représentent plutôt un ruban aplati qu'un faisceau cylindrique, et ils paraissent réduits à leur coque fibreuse. Au delà de l'entre-croisement, l'atrophie persiste, et même les nerfs ne sont plus constitués que par une lame demi-transparente, offrant le brillant du tissu corné et n'atteignant qu'à peine les points d'où naissent leurs racines. Les tubercules quadrijumeaux antérieurs, surtout le droit, sont diminués en volume et un peu ramollis [1].

M. Lélut [2] mentionne des exemples d'amaurose dans lesquels l'atrophie des tubercules postérieurs a coïncidé avec celle des nerfs optiques.

M. Jobert de Lamballe rapporte un cas non moins intéressant de cécité survenue à la suite d'une compression des tubercules quadrijumeaux. Voici en abrégé cette remarquable observation [3].

1. *Leçons sur les fonctions du système nerveux*, t. II, p. 141
2. *Journ. hebd. de méd.*, t. XIII, n° 168.
3. *Études sur le système nerveux*. Paris, 1838, p. 456.

Observation XXXVIII. —Mademoiselle D.., âgée de 31 ans, ressentait des douleurs dans le derrière de la tête, qui allèrent toujours en augmentant jusqu'en 1833, époque à laquelle elle succomba. Au mois d'octobre 1831, les accidents furent portés au point de donner lieu à tous les symptômes d'une attaque d'apoplexie. Toute la face est devenue le siége des douleurs. *Graduellement la vue baissa*, les pupilles se dilatèrent et la malade ne pouvait plus distinguer qu'une faible lueur. La déglutition était difficile et souvent impossible. Les douleurs se prolongeaient au bras du même côté, ainsi qu'à la jambe et à la cuisse. La paralysie se déclara des deux côtés. Épuisée de souffrances, elle succomba. — *Autopsie*. On reconnaît sur la ligne médiane, *sur le vermiformis inférieur*, à la face postérieure de l'extrémité céphalique de la moelle, *une tumeur*, dont une partie était pleine, et dont l'autre renfermait un liquide. Cette tumeur, de la grosseur d'un œuf de poule moyen, s'était creusé une loge profonde dans le lobe gauche du cervelet, dans le pédoncule du même côté, dans l'intérieur du ventricule, *jusqu'aux tubercules quadrijumeaux qu'elle pressait et qu'elle avait atrophiés,* en traversant par conséquent la valvule de Tarin, qu'elle avait agrandie. La paire ganche des tubercules quadrijumeaux avait plus souffert de la compression que la droite; aussi l'atrophie était-elle plus marquée d'un côté que de l'autre. Il est résulté de cette pression postéro-antérieure un rapprochement des quatre tubercules, ce qui leur donnait une forme pointue et effaçait leur sillon.

M. Serres [1] cite des cas d'apoplexie cérébelleuse, dans lesquels on a trouvé les tubercules quadrijumeaux antérieurs très-légèrement phlogosés, et les postérieurs à un degré beaucoup plus considérable ; la masse médullaire, désignée sous le nom de *processus cerebelli ad testes*, était d'un rouge veineux ; on y trouvait un foyer sanguin, qui pouvait contenir une balle de fusil. Mais le malade, quand on le visita, était sans connaissance et on ne pouvait avoir aucun renseignement sur sa vue.

Nous avons rapporté plus haut le cas d'un malade atteint de dégénérescence cancéreuse des lobes cérébraux postérieurs suivie d'une amaurose ; l'ophthalmoscope ne nous a dévoilé qu'une injection capillaire d'une papille ; et, à l'autopsie, nous avons trouvé avec M. le docteur Renaud un ramollissement des tubercules, accompagné de disparition des noyaux gris qui existent à l'état physiologique, comme nous l'avons fait voir.

1. *Journal de physiologie expérimentale.*

Tels sont les faits qui démontrent que les altérations des tubercules quadrijumeaux, même les moins accusées, amènent la cécité.
Ici, l'ophthalmoscope donne des résultats négatifs dans les premiers
temps ; mais si la maladie dure au delà de trois semaines, l'altération gagne les bandelettes optiques et le chiasma. Il y a alors une
atrophie progressive de la papille, le plus souvent dans les deux
yeux en même temps.

Nous donnerons, avant de quitter ce sujet, quelques règles qui
faciliteront le diagnostic des amauroses occasionnées par une altération des tubercules quadrijumeaux :

1° L'amaurose est toujours précédée des symptômes cérébraux ;

2° La perte de la vue est très-rapide, huit à quinze jours à peine
suffisent pour amener une perte totale de la vue ;

3° Les pupilles ne sont pas sensiblement dilatées, mais elles
restent immobiles ;

4° La papille du nerf optique ne présente aucune altération
marquée pendant une ou deux semaines ; après ce temps, une
atrophie progressive se déclare.

CHAPITRE IV

TUMEURS DU NERF OPTIQUE

Des tumeurs de diverse nature ont été observées dans la suhstance
même du nerf optique, ainsi que dans sa gaînel mais ; leur étude n'a
pu être complète, tant qu'on n'a pu suivre durant la vie les
changements qu'il subit, ce qui avait autorisé à juste titre
M. Demarquay [1] à dire qu'elles n'offraient guère d'intérêt pratique.
Mais, depuis quelques années, les études de M. Graefe l'ont conduit à indiquer les signes ophthalmoscopiques et fonctionnels au

---

1. *Traité des tumeurs de l'orbite*, 1860, p. 502.

moyen desquels nous pouvons maintenant établir le diagnostic de ces altérations avec plus ou moins de probabilité.

Voici le résumé de deux observations publiées par M. Graefe ; dans un cas, il s'agit d'un *myxôme* et dans l'autre d'un *sarcôme* [1].

OBSERVATION XXXIX.—Un homme de 23 ans se présenta à M. Graefe en 1863 avec une exophthalmie droite très-prononcée. Les paupières ne pouvaient plus couvrir l'œil, qui avait du reste conservé ses mouvements, excepté en dedans. Par la palpation, on découvrait une tumeur dans l'orbite. A l'ophthalmoscope, on constatait un engorgement considérable des veines et un gonflement marqué de la papille, surtout à son bord externe. La vue avait été abolie presque dès l'origine de la maladie. Comme il n'y avait point de souffrances, et que la plupart des muscles n'étaient pas atteints, on pouvait diagnostiquer une tumeur bénigne. L'énucléation de l'œil fut pratiquée par M. Graefe, et on trouva une tumeur de la grosseur d'un œuf de pigeon enveloppant le nerf optique. M. Recklinghausen a étudié la tumeur et a constaté qu'elle était constituée par une masse gélatineuse à demi-transparente, très-vasculaire par places. Le nerf optique était complétement uni à la tumeur. Au microscope, on constatait des cellules très-grandes, claires, à noyau rond, mais rares et dispersées au milieu du tissu interstitiel. M Recklinghausen appelle cette tumeur *myxôme du nerf optique.*

OBSERVATION XL.— Une demoiselle de 24 ans se présenta à M. Graefe, se plaignant d'une amblyopie de l'œil gauche. L'examen a démontré qu'il y avait une exophthalmie avec conservation des mouvements de l'œil ; le champ visuel était rétréci. A l'ophthalmoscope, on voyait une névrite optique semblable à celle que l'on trouve dans les tumeurs cérébrales. M. Graefe a observé pour la première fois chez cette malade, une pulsation artérielle, provenant d'une cause extraoculaire. Pendant les cinq années suivantes, la vue s'est complétement éteinte et l'exophthalmos avait atteint de telles proportions qu'il y avait urgence à pratiquer l'énucléation. Le professeur Langenbeck a enlevé l'œil avec la tumeur attachée au nerf optique. Cette tumeur était du volume d'un œuf de pigeon ; elle contenait un kyste en avant ; ailleurs, elle était dure. Le nerf optique se confondait avec elle. Selon M. Recklinghausen, c'était un sarcôme du nerf optique.

M. Jacobson [2] a décrit le fait non moins intéressant d'un myxo-sarcôme, qui a produit des altérations très-caractéristiques de la papille. Celle-ci était complétement désorganisée, et gonflée sur

1. *Archiv. f. Ophth.* v. Graefe, t. X, abt. 1, p. 193.
2. *Archiv f. Ophth.* v. Graefe, Bd. X, abt. II, p. 55.

une très-large étendue ; les vaisseaux n'étaient visibles qu'aux environs de la papille désorganisée ; la partie centrale de cette dernière était d'un blanc bleuâtre, saillante et ne contenait point de vaisseaux ; les autres parties étaient plus vasculaires. Autour de la papille, on voyait des taches noires, qui avaient tous les caractères des productions osseuses. Cet œil était dévié depuis l'enfance ; l'exophthalmos ne s'était produit que trois mois avant l'opération.

Les tumeurs du nerf optique décrites par M. Schmidt [1], de même que celles observées sur des jeunes gens par M. le professeur Gosselin [2] ont aussi été suivies d'exophthalmie ; c'est donc un des signes constants de cette altération.

De ces quelques faits, nous pouvons tirer les conclusions suivantes :

1° Dans les tumeurs volumineuses du nerf optique, il y a constamment une exophthalmie ;

2° Les mouvements du globe de l'œil sont en grande partie conservés, si la tumeur est bénigne, et si elle n'atteint point les muscles ; l'œil est, au contraire, immobile, lorsque c'est une tumeur cancéreuse qui a envahi l'orbite, le nerf optique et les muscles ;

3° La papille du nerf optique présente les signes caractéristiques d'une névrite avec engorgement des vaisseaux ;

4° La vue s'éteint graduellement.

Il arrive quelquefois que les tumeurs fibro-plastiques envahissent plusieurs parties du cerveau ainsi que les différentes branches des nerfs crâniens. On connaît l'observation remarquable communiquée en 1833 par M. le professeur Nélaton, à la Société anatomique : Il s'agit d'un homme qui avait perdu progressivement tous les sens. A l'autopsie, M. Nélaton constata la présence de petites tumeurs sphénoïdes de 2 à 3^{mm} de diamètre, développées à l'origine de la plus grande partie des nerfs encéphaliques. M. Virchow rapporte de son côté un cas très-intéressant de tumeurs pigmentaires ou *mélanômes*, disséminées dans l'arachnoïde basilaire, et enveloppant

1. *Schmidts. Jahrb.*, t. I, p. 352.
2. *Bulletins de la Société de chirurgie*, t. VIII, p. 112.

les nerfs optiques, le glanglion de Gasser et plusieurs autres nerfs cé-
phalo-rachidiens. Le malade était un homme de trente ans, qui souffrait de coliques saturnines et d'une amaurose presque complète [1].
Dans ce cas, il n'est pas douteux que les tumeurs mélanotiques siégeant sur la gaîne du nerf optique n'aient occasionné une névrite ou
une atrophie des papilles.

Un cas fort instructif s'estprésenté, il y a environ un an, dans
le service de M. Rostan, suppléé par M. le professeur Hérard.

OBSERVATION XLI.— Un homme de 48 ans fut frappé, dans l'espace
de deux mois et à plusieurs reprises, d'attaques apoplectiformes;
la vue de l'œil droit s'est éteinte subitement; il est ensuite devenu hémiplégique du même côté et a perdu la parole. Nous avons fait l'examen
ophthalmoscopique de ce malade en présence de M. le professeur Hérard
et de MM. les docteurs Lancereaux, chef de clinique de la Faculté, et
Brochin, l'éminent rédacteur de la *Gazette des hôpitaux*. Voici ce que
nous avons trouvé dans l'œil droit : La papille était complétement voilée
par de nombreuses taches apoplectiques et une sorte d'exsudation séro-
sanguinolente. Ces apoplexies s'étendent très-loin vers la partie excentrique de l'œil; les veines sont déchirées sur plusieurs endroits, comme
le montre la figure n° 2 de notre planche coloriée. L'autre œil était
sain.— A *l'autopsie*, M. le docteur Lancereaux trouva une tumeur
fibro-plastique de la couche optique gauche; le nerf optique de l'œil
malade contenait, dans son trajet orbitaire, un renflement considérable,
qui n'était autre chose que la tumeur de même nature.

Toutes ces apoplexies, ainsi que l'inflammation de la rétine et
de la papille, dépendaient de la tumeur située dans le nerf optique.
Cette tumeur interrompait la circulation et provoquait une transformation athéromateuse des parois de ses vaisseaux. Quant à la
tumeur cérébrale, elle n'était pour rien dans la production de la
maladie oculaire ; car, s'il en eût été autrement, l'affection de la
rétine, au lieu d'être limitée à un seul côté, comme cela est arrivé
chez notre malade, se serait nécessairement étendue aux deux yeux
à la fois.

Ce dernier fait, comparé aux précédents, nous permet de
déduire une règle d'après laquelle on distinguera les tumeurs du

1. Virchow, *Die krankhaften Geschwülste*, 1864, Bd. II, p. 121.

nerf optique de celles du cerveau. Ainsi, dans les tumeurs du nerf, il y a toujours un seul œil affecté, tandis que dans celles du cerveau, les deux yeux sont atteints à la fois, état que l'ophthalmoscope permet de reconnaître facilement.

TABLE DES MATIÈRES

TROISIÈME PARTIE

AFFECTIONS CÉRÉBRALES DONNANT LIEU AUX AMAUROSES.

www.ingramcontent.com/pod-product-compliance
Ingram Content Group UK Ltd.
Pitfield, Milton Keynes, MK11 3LW, UK
UKHW021907070726
13613UKWH00001B/384